스포츠를 통한 건강생활

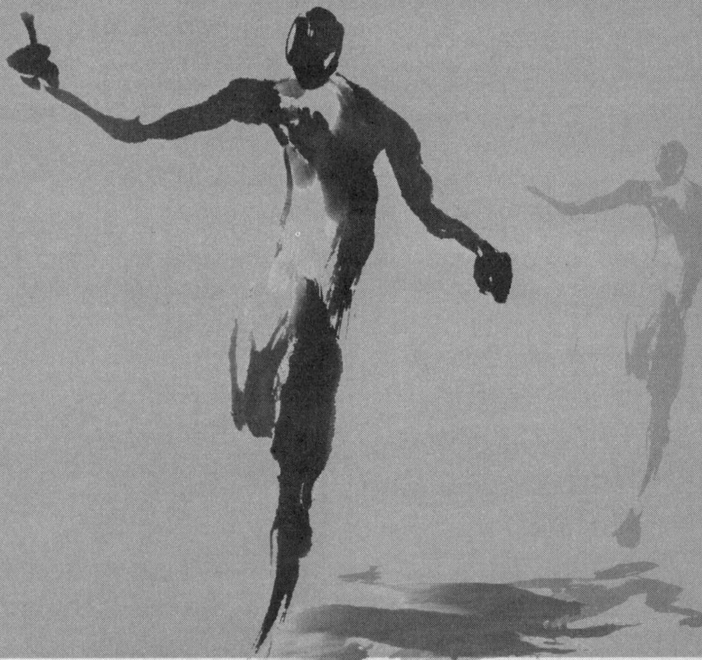

Sport & Health Life

전북대학교 출판문화원

머리말

본 교재의 특징은 체육이론 및 실기에 대한 내용을 이해하기 쉽도록 도표와 그림을 활용하였으며, 건강관련 체력 수준의 측정평가 방법의 최근 자료를 제시함으로써, 실제 생활에서 효과적으로 실행할 수 있는 운동방법을 활용하도록 하였고, 현대 사회의 생활습관병에 대한 이해, 그리고 운동을 통한 효과 및 방법을 제시함으로써 수업 종료 후에도 지속적으로 교재를 가이드북으로 활용하여 운동을 생활화하는 데 도움을 줄 수 있도록 제작하였다.

본 교재는 11장으로 구성되어 있으며, 건강의 개념과 체력의 구성요소, 체력을 유지할 수 있는 운동방법 및 실천방향을 제시함으로써 나에게 맞는 운동 계획하기를 전반부에 구성하였으며, 운동에 필요한 영양소와 보다 체계적인 운동 프로그램 계획하기 그리고 다양한 스트레스에 의한 운동의 효과 및 상해의 원인과 예방을 후반부로 구성하였다.

따라서 대학생들을 위한 건강의 중요성을 인식하고 스포츠와 체계적인 운동 실천을 기대할 수 있으며, 운동생리학의 기초자료를 제공하여 보다 쉽게 스포츠와 운동 및 건강에 대한 전반적인 이해를 도와주고 교양체육의 체계적인 학습 제공과 건강한 생활을 시작과 함께 실천할 수 있는 계기를 제공할 것이다.

마지막으로 이 책의 출판되기까지 아낌없는 지원과 수고해주신 기초교양교육원장님과 출판문화원에 깊은 감사를 드립니다.

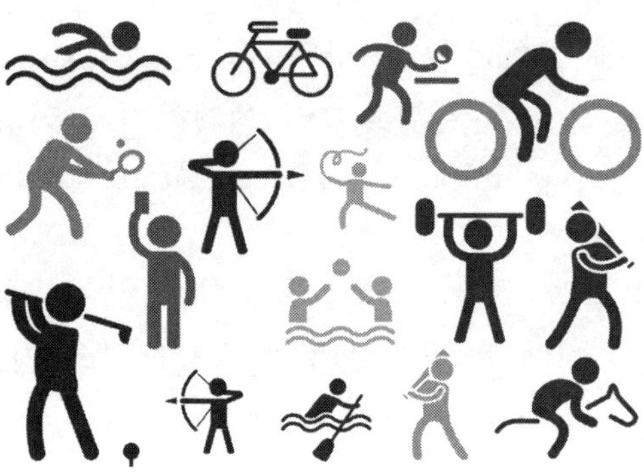

차 례

Ⅰ. 건강과 체력에 대한 이해 ······ 1
1. 건강의 현대적 개념과 웰리스(wellness) ······ 1
2. 건강체력과 운동 관련 체력 ······ 3
3. 운동의 효과 ······ 5
참고문헌 ······ 7

Ⅱ. 유산소운동과 무산소운동 ······ 9
1. 유산소 운동 ······ 9
2. 무산소 운동 ······ 19
참고문헌 ······ 31

Ⅲ. 나의 건강체력 지수 알아보기 ······ 35
1. 건강체력 요소의 개념 ······ 35
2. 건강체력측정의 절차 ······ 36
3. 건강체력 측정의 범위 및 개념 ······ 38
4. 건강체력 측정의 실제 ······ 49
참고문헌 ······ 56

Ⅳ. 체력측정 결과의 활용 ······ 57
1. 건강체력 검사의 평가 및 운동 목표의 선정 ······ 57
참고문헌 ······ 64

Ⅴ. 나의 운동 계획하기 (운동의 원리) ······ 65
1. 운동 트레이닝의 목적 ······ 65
2. 운동처방의 구성요소 ······ 70
참고문헌 ······ 75

Ⅵ. 나의 운동 계획하기 (운동 프로그램 계획의 실제) 77
1. 개인별 운동처방 작성(건강관련 체력의 구성요소) 77
참고문헌 97

Ⅶ. 내가 운동할 때 언제 무엇을 먹어야 할까? 99
1. 운동과 필수 영양소 99
참고문헌 117

Ⅷ. 나의 목표에 맞는 운동프로그램 계획하기
(근력을 증가시키는 운동방법 및 효과) 119
1. 근육섬유의 종류 119
2. 근력운동(저항성 운동)의 의미 120
3. 근력운동(저항성 운동)프로그램의 3대 요소 121
4. 체력수준에 맞춘 근력운동의 내용 127
참고문헌 128

Ⅸ. 나의 목표에 맞는 운동프로그램 계획하기
(체중을 감소시키는 운동방법 및 효과) 131
1. 비만의 정의 131
2. 비만과 관련되는 위험요인 132
3. 비만의 판정 기준 133
4. 비만의 분류 135
5. 비만관련 질병 136
6. 비만의원인 139
7. 신체구성의 측정방법 143
8. 비만과 운동 147
참고문헌 152

X. 스트레스와 운동 ··· 159
1. 현대인은 왜 불행하고 스트레스를 받는가? ··· 159
2. 스트레스는 뇌를 부식시킨다. ··· 160
3. 우울과 행복을 결정하는 뇌 안의 중요물질 3요소 ··· 160
4. 반복된 스트레스에 의한 뇌 조절 호르몬의 반응 ··· 161
5. 뇌 건강의 중요변수는 운동이다. ··· 162
6. 뇌 발달을 위한 일반적인 운동 방법 ··· 162
7. 불안 증세에 대한 운동의 효과 ··· 163
8. 운동에 의한 우울증 예방 효과 ··· 164
9. 주의산만(ADHD)와 운동 ··· 164
10. 운동과 여성의 두뇌건강 ··· 165
11. 노화와 운동에 따른 치매 예방 ··· 166
12. 세로토닌을 증가시키는 생활습관 ··· 167
13. 세로토닌을 증가시키는 음식
(트립토판이 많이 들어 있는 음식) ··· 168
참고문헌 ··· 168

XI. 스포츠 상해의 원인 및 예방 ··· 169
1. 스포츠 상해의 요인 ··· 169
2. 스포츠 상해 및 사고의 원인 ··· 170
3. 스포츠 상해를 예방하기 위한 준비운동 ··· 171
4. 스포츠 상해 ··· 172
5. 응급처치 ··· 174
참고문헌 ··· 180

부 록 ··· 181

표 차 례

표 1-1. 건강체력과 운동체력 ··· 4
표 1-2. 현대사회의 건강저해요인과 배경 ··· 5
표 2-1. 부위별 무산소 운동 ··· 31
표 3-1. 건강체력 요소와 측정범위 ··· 35
표 3-2. 운동검사 전 체크리스트 ··· 37
표 3-3. 운동검사 시 금기사항 ··· 38
표 3-4. 최대반복횟수와 최대백분율 ··· 40
표 3-5. 신체 부위별 근지구력 검사 ··· 42
표 3-6. 최대심박출량과 동정맥 산소차 요인변화 ··· 45
표 3-7. 심폐지구력 검사유형과 장·단점 ··· 46
표 3-8. 신체질량지수와 허리둘레를 근거로 한 질병위험도 분류 ·· 47
표 3-9. 성인허리둘레 ··· 48
표 3-10. 건강체력 측정 ··· 49
표 4-1. 건강체력 평가지 ··· 58
표 4-2. 구체적인 체중감량의 예 ··· 59
표 5-1. 시간에 따른 운동의 혜택 ··· 72
표 5-2. 운동 형태에 따른 운동종목 ··· 73
표 5-3. 운동 강도 설정을 나타내는 용어 ··· 74
표 6-1. 운동처방 시 ··· 78
표 6-2. 심폐계 운동처방 지침 ··· 79
표 6-3. 30분 파트렉 트레이닝 프로그램 ··· 80
표 6-4. 크로스컨트리 트레이닝 방법 ··· 81
표 6-5. 인터벌 트레이닝 프로그램 ··· 82

표 6-6. 최대산소섭취량의 백분율과 최대심박수 백분율과의 상대적 백분율 ······ 84
표 6-7. 운동자각도 ······ 85
표 6-8. 근력과 근지구력 발달의 효과 ······ 86
표 6-9. 트레이닝의 원리 ······ 87
표 6-10. 근력 훈련처방 가이드라인 ······ 89
표 6-11. 다양한 근력 훈련 프로그램의 가이드라인 ······ 90
표 6-12. 1RM의 80%에서 실행된 반복횟수 ······ 90
표 6-13. 1-RM의 백분율과 최대반복횟수 및 기대효과 ······ 91
표 6-14. 유연성 트레이닝의 효과 ······ 93
표 6-15. 스트레칭 프로그램을 위한 지침 ······ 94
표 6-16. 유연성 운동 설계를 위한 지침 ······ 94
표 6-17. 유연성 프로그램의 보기 ······ 96
표 7-1. 식품 가이드라인 ······ 101
표 7-2. 탄수화물의 주요 형태들 ······ 102
표 7-3. 혈당지수 ······ 103
표 7-5. 지방산의 종류 ······ 107
표 7-6. 지단백의 종류와 조성 성분 ······ 107
표 7-7. 아미노산 ······ 109
표 7-8. 연령층 별 체중 1kg 당 단백질의 필요량 ······ 109
표 7-9. 일반 식품의 단백질 함유 ······ 110
표 7-10. 비타민의 주요기능들 ······ 112
표 7-11. 미네랄의 주요 기능 ······ 114
표 7-12. 경기 전 식사의 좋은 예 ······ 116
표 8-1. 근섬유 특성 비교 ······ 119
표 8-2. 운동 강도 및 횟수 ······ 121

표 8-3. 대상에 따른 운동처방내용 ········ 127
표 9-1. 비만 구분과 건강위험도 ········ 134
표 9-2. 비만분류와 상대체중 ········ 145
표 10-1. 호르몬과 기능 ········ 160
표 10-2. 운동에 의한 뇌에서의 효과 ········ 162
표 10-3. 뇌를 위한 운동방법 ········ 163
표 10-4. 치매종류와 증상 ········ 167

그림차례

그림 1-1. 웰리스의 범위 ··· 2
그림 3-1. 운동처방의 절차 ··· 36
그림 3-3. 1RM 산출 공식 ··· 39
그림 3-3.1. 1RM 산출 공식 예제 ··· 40
그림 3-4. 악력 측정기기 ··· 50
그림 3-5. 배근력 측정기기 ··· 51
그림 3-6. 복부근력 측정검사 방법 ··· 52
그림 3-7. 윗몸일으키기 측정기기 ··· 53
그림 3-8. 벽에 기대기 검사 측정검사 방법 ··· 53
그림 3-9. 유연성 측정기기 ··· 55
그림 4-1. 운동 목표 선정 준비단계 ··· 57
그림 4-2. 운동일지 예시 ··· 63
그림 5-1. 신체적 체력의 행동기술 관련 구성요소 ··· 66
그림 5-2. 신체적 체력의 건강관련 구성요소 ··· 66
그림 5-3. 체력과 퍼포먼스의 관계 ··· 67
그림 5-4. 트레이닝 진전과 유지 ··· 68
그림 5-4.1. 달리기는 하체 근력 및 근지구력을 향상시킨다. ··· 68
그림 5-5. 운동처방의 구성요소 ··· 70
그림 6-1. 신체활동 피라미드 ··· 77
그림 6-2. 근력트레이닝의 종류 ··· 88
그림 6-3. 반복횟수에 따른 근력 증가
비율(일주일에 3일, 12주간 운동) ··· 92
그림 6-4. PNF 스트레칭 기술 ··· 96

그림 7-1. 식품 가이드라인인
마이피라미드(www.MyPyramid.gov) ························· 101
그림 7-2. 중성지방의 구조 ························· 106
그림 7-3. 인체 내 영양소의 대략적인 비율 ························· 115
그림 8-1. 스트레칭 방법 ························· 125
그림 8-2. 근력운동 방법 ························· 126
그림 9-1. 과체중 인구비율 ························· 132
그림 9-2. 비만관련 질환 ························· 133
그림 9-3. 비만의 분류 ························· 136
그림 9-4. 내장지방과 피하지방 ························· 137
그림 9-5. 수중체중법 ························· 144
그림 9-6. 피지 후 측정법 ························· 146
그림 10-1. 스트레스와 호르몬 ························· 159
그림 10-2. 스트레스와 뇌 조절 호르몬 ························· 161
그림 10-3. 스트레스에 의한 뇌의 해마와 편도체의 변화 ············ 164
그림 10-4. 운동과 호르몬의 변화 ························· 165
그림 10-5. 치매의 기전 ························· 166
그림 11-1. RICE ························· 174

Ⅰ. 건강과 체력에 대한 이해

1. 건강의 현대적 개념과 웰리스(wellness)

건강은 사람이 생활하기 위한 기본조건으로서, 단순히 질병이 없는 상태뿐만 아니라, 활력이 넘치고 필요한 영양소를 골고루 섭취하며 신체적으로 활기차게 활동하면서 자신에 대한 만족감을 느끼는 것을 의미한다. 사람은 건강하게 생활하고 있을 때에는 대체로 건강의 고마움을 지각하지 못하지만, 병에 걸리거나 몸이 약해지면 비로소 그 중요성을 인식하게 된다. 현대를 살아가는 현대인에게 건강은 일상생활뿐만 아니라 직장의 업무, 학업, 가정생활, 스포츠 활동 등에 참여하고 즐기기 위해서는 건강이 꼭 필요하다.

건강은 단순하게 표현하면, '병이 아닌 상태'라고 할 수 있지만 진정한 건강의 개념은 단순히 '병이 아니다'라고 하는 소극적인 표현보다는 좀 더 적극적인 정의가 필요하다. 세계보건기구(World Health Organization: WHO)는 건강의 개념을 다음과 같이 정의 하였다. "Health is a state of complete physical, mental and social well-being and not merely the absence of disease or infirmity."(건강이란 단순히 신체에 병이 없다든가, 신체가 약하지 않다는 것뿐만 아니라, 신체적으로나 정신적 또는 사회적으로 완전히 조화를 이룬 양호한 상태를 말한다.) 즉, 신체적으로 아프지 않은 상태나 운동능력이 있다고 해서 건강한 것이 아니라는 것을 의미한다. 진정한 건강은 신체적 또는 정신적으로 조화와 균형을 이루어야하며, 소속된 사회의 일원으로서 역할을 충분히 수행해 낼 수 있어야 한다.

웰리스(wellness)는 Well-Being에서 유래하였으며 순한 건강을 넘어 적극적이고 창조적인 건강을 지향하는 생활양식을 종합해서 이르는 말로서, 각 개인의 삶의 질을 향상시키는데 영향을 미칠 수 있는 총체적인 행동양식을 의미한다. 웰리스의 생활양식을 즐기기 위해서는 웰리스의 7개의 범위에서 긍정적인 결과를 가져오게 할 행동을 연습해야 한다.: 신체적, 감정적, 지적, 사회적, 환경적, 정신적, 직업적인 것으로 구분할 수 있으며, 이들 범위들은 서로 관계가 있으며 종종 다른 것에 영향을 미친다. 예를 들면, 정서적으로 불안정하여 자주 '우울해하는' 사람은 운동을 하거나, 공부하거나, 일에 착수하거나, 친구와 사회적 활동을 하고 싶은 욕망을 가지지 않기 때문이다.

따라서 웰리스는 인간이 최적의 건강상태를 추구하고 유지하기 위하여 균형 있는 식사와 규칙적인 운동과 충분한 휴식 그리고 각 개인의 행동습관과 생활양식 등을 포함한 건강증진의 종합적인 영역으로 잠재적인 삶을 확대하고 일의 효율과 사회봉사 등에 필요한 건강과 체력이 통합된 포괄적인 영역을 말하는 것이다.

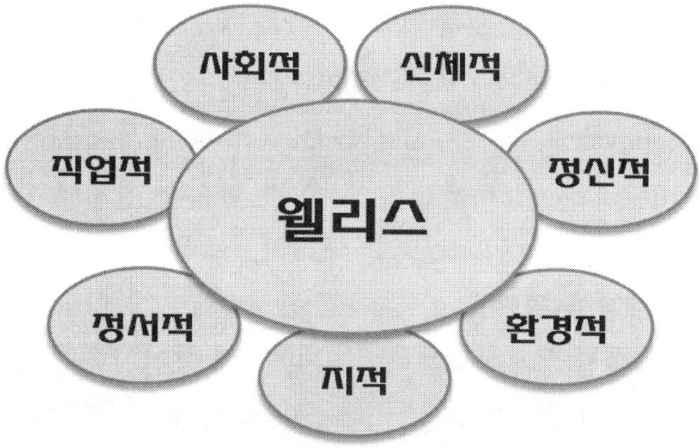

그림 **1-1.** 웰리스의 범위

2. 건강체력과 운동 관련 체력

(1) 체력의 개념

건강을 가늠할 수 있는 지표는 매우 다양하겠지만 그중에서도 우리가 가장 쉽게 떠올릴 수 있는 것이 체력이다. 체력이란 신체기능에 의한 운동수행능력과 건강유지를 위한 기본적인 능력을 말한다. 이는 주어진 환경 내에서 주어진 자극에 보다 적극적으로 반응하기 위한 기능적이며 소질적인 신체능력으로 가장 적절한 효율로 신체를 이용할 수 있는 능력으로 규정할 수 있다. 영어로는 'physical strength' 또는 'physical fitness'라는 단어가 체력의 의미로 쓰이는데, 단순히 신체적인 힘을 의미하는 전자보다는 모든 의미에서 적절한 상태를 의미하는 'fitness'가 더 적합하다.

체력은 인간의 신체활동에서 기초가 되는 신체적 능력으로서 넓은 의미의 체력은 행동력과 정신력을 종합한 힘의 발현하는 능력을 의미하며, 좁은 의미의 체력은 정신력을 배재한 적극적 사람의 운동수행능력(human performance)에 의미를 두고 있다. 따라서 체력은 형태, 기능, 정신을 포함하여 신체가 지니고 있는 모든 성질의 총체로 신체자원(physical resource)의 개념으로 받아들일 수 있다.

(2) 체력의 요소

체력은 건강관련 체력과 기능관련 체력으로 구분된다. 건강관련 체력은 일상생활에서 적극적으로 활동할 수 있는 신체적 능력으로, 심폐지구력 · 근력 · 근지구력 · 유연성 · 신체조성 등을 뜻하고, 운동기능관련 체력은 민첩성 · 평형성 · 협응력 등 경쟁적 상황에서 능력을 보다 잘 발휘할 수 있도록 해주는 능력들이 첨가된다. 즉, 일반인들이 건강하게 살면서 일상적인 생활과 적당한 운동을 즐기기 위한 체력적 필수조건에 해당하는 것들이 건강관련 체력인 것이다. 그리고 이 요인들을 향상시키는 것이 체력을 증가시키는 것이고, 체력이 증가한다는 것은 보다 건강한 신체 상태로 이어진다고 보면 된다.

표 **1-1.** 건강체력과 운동체력

건강관련 체력	
심폐지구력	심장, 폐, 그리고 혈관이 장시간의 신체적 활동을 수행하기 위해 세포에 산소를 제공하는 능력
근 력	정적근력 : 근육군이 최대로 발휘할 수 있는 힘. 동적근력 : 순간적으로 내는 폭발적인 힘.
근지구력	오랜 시간 지속적으로 근력을 쓸 수 있는 능력. 매달리기(정적 근지구력) 팔굽혀펴기(동적 근지구력)
유연성	관절을 움직일 때 손상없이 움직이는 범위(관절가동범위).
신체조성	신체구성성분 비율을 나타내며, 체지방질량과 제지방질량으로 구분.
운동기능관련 체력	
민첩성	신체 위치와 방향을 빠르고 효율적으로 움직이는 능력.
평형성	신체 균형을 유지할 수 있는 능력
협응력	신체 이동을 보다 정확하게 하고 조화롭게 하기위한 신경계와 근육계의 통합
순발력	순간적으로 힘을 낼 수 있는 능력.
스피드	신체를 순간적으로 나가게 하는 능력이나 한 지점에서 다른 지점으로의 빠른 이동.

3. 운동의 효과

(1) 운동부족과 건강

우리 인체의 기능은 적당히 사용하여야 그 기능수준을 유지하고 향상시킬 수 있다. 신체활동 수준이 낮아짐에 따라 근육을 포함한 우리의 몸은 퇴화하고 약화되어 제 기능을 다하지 못하게 된다. 또한 과도한 사용은 만성피로, 관절염 및 무기력 등과 같은 부정적인 요인을 유발하여 일상생활과 학업 그리고 사회생활에 지장을 초래하기 때문에 적절한 신체활동이 요구된다. 특히, 신체활동 수준이 낮아지면 섭취한 만큼의 에너지 소비가 이루어지지 않아서 비만을 초래하게 되고 심장, 폐, 혈관을 비롯한 각 기관의 기능 저하로 인한 추가적인 질병을 일으킬 수 있어 이를 방지하기 위한 의식적이고 지속적인 노력이 필요하다.

표 **1-2.** 현대사회의 건강저해요인과 배경

사회-환경적 요인	건강저해요인	건강에 미치는 영향	
		잠재적	질환
노동의 기계화 교통수단의 발달 풍부한 식품의 공급 정보화 경쟁화(입시, 승진)	운동부족 스트레스 영향의 편향 체내요염	체력저하 예비력저하 저항력 저하 비만 정서불안 의욕저하	허혈성심장질환 고혈압 비만 동맥경화증 당뇨 만성기관지질환 정신질환 기타

최근 들어 생활양식, 자연환경, 사회 환경의 변화 및 산업발전에 의한 노동의 기계화·자동화로 인한 강한 체력이 요구되지 않아 체력저

하 및 운동부족병을 유발하게 된다. 운동부족병(hypokinetic disease)이란 그 발생에 운동부족이 원인적 요인(위험인자)이 되어 나타나는 질환으로 비만, 심근경색, 협심증, 고혈압증, 자율신경 불안정 증후군, 요통 등이 포함된다.

(2) 건강을 위한 운동의 역할

건강을 유지하기 위해서는 최소한의 운동이 필요한데 규칙적인 운동을 함으로써 우리 몸에 제공되는 이익은 매우 다양하다. 더구나 장수를 누리는 것은 물론이며, 보다 가장 큰 이익은 건강하고 보다 나은 질적 수준의 생활을 통해서 긍정적인 생활습관을 가져오게 되는 신체적인 건강을 들 수 있다. 이러한 사람들은 삶을 풍요롭게 살고, 부정적인 생활습관을 가진 비활동적인 사람들보다 건강과 관련된 문제점이 적었다. 규칙적인 운동을 통한 우리의 인체는 심장박동의 속도와 힘이 증가하고, 호흡의 깊이와 속도를 증대시키며 열 생산과 발한을 증가시키게 된다. 또한 운동에 소비되는 에너지는 음식에서 오기 때문에 결과적으로 식사와 소화 작용을 통하여 에너지를 증가시킴으로서 발육발달에 자극을 주게 된다.

본질적으로, 높은 수준의 심폐체력을 가진 사람은 그렇지 못한 사람에 비해 사망률이 증가하는 것으로 보고되고 있는데 남자는 3.4배, 여자는 4.6배 높다는 연구결과가 보고되고 있다. 이 연구는 대부분의 성인들이 쉽게 성취할 수 있는 중정도의 체력수준에서도 조기사망률의 감소가 크게 나타났음을 보고하였다. 따라서 고혈압, 콜레스테롤 농도 증가, 흡연 및 높은 체지방량과 같은 여러 가지 위험요소를 감소시키고 높은 체력수준을 유지함으로써 한층 더 보호받을 수 있는 이익이 있다. 또한 규칙적인 운동은 체지방을 감소시키고 제지방 조직인 근육을 증가시켜 체중을 조절하는데 효과를 볼 수 있다. 같은 열량을 섭취하더라도 근육량에 따라 일상생활에서 필요한 에너지인 기초 대사량에 차이를 나타내 체중조절에 긍정적인 영향을 미치게 된다. 이 밖에도 혈당조절 능력을 향상시켜 당뇨병의 예방 및 치료에 도움이 되고, 신체적 활동 증가로 인한 불안감, 의기소침, 스트레스를 감소시켜 심리적 건강을 증진시키게 된다. 골밀도와 골강도는 근육활동에 의해 강화되어 골다공증의 위험 감소에 도움이 되며, 면역계의 기능 향상을 유도하여 바이러스 감염과 같은 감기와 같은 질환에 예방 효과가 있다.

참고문헌

1. 노재성, 김경란(2010). 건강과 스포츠, 대경북스

2. Hoeger 외(2008). 운동과 웰리스, 한미의학

3. 강형숙(2005). 21세기 스포츠와 건강생활, 홍경

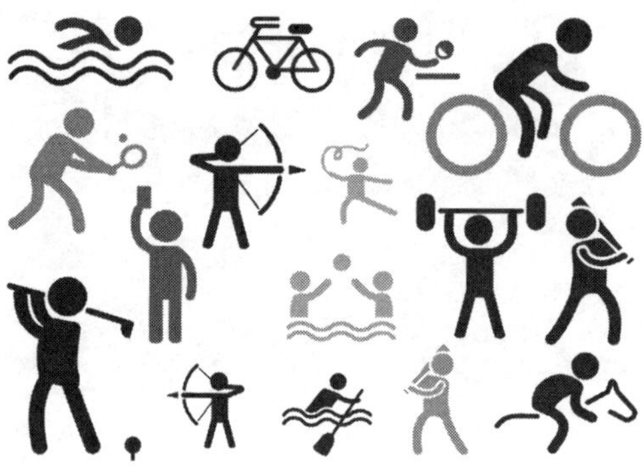

Ⅱ. 유산소운동과 무산소운동

운동의 종류는 크게 유산소 운동과 무산소 운동으로 나눌 수 있다.

- 유산소 운동 : 산소를 이용하여 에너지를 만들어 행하는 운동
- 무산소 운동 : 산소를 이용하지 않고 행하는 운동

인슐린 감수성의 개선 면에서 볼 때 권장되는 운동은 유산소 운동으로(보행, 조깅, 맨손체조, 자전거 에르고메터, 수영 등)이다.

역도 같은 무산소 운동은 근육량은 증가해도 인슐린 감수성의 개선 효과는 없다. 또한 고혈압, 허혈성 심질환이 있는 경우에는 실시해서는 안 된다.

1. 유산소 운동

유산소 운동은 주로 낮은 강도의 전신운동을 말한다. 유산소 운동을 하면 심장과 폐가 튼튼해지는 효과가 있으며 심박수와 혈압을 낮춰주고 혈액순환이 원활해진다. 체지방감량을 원한다면 지방을 사용하여 에너지를 생성하는 유산소 운동을 해야 한다. 또 심혈관질환, 고지혈증, 당뇨병 등 성인병 예방에 좋으며 치료에도 효과적이다.

(1) 유산소 운동 시 고려사항

1) 운동 빈도(Frequency)

매일 하는 것이 좋다. 하지만 개인적으로 많은 시간을 운동에 할애할 수 없기 때문에 빠지는 날도 있겠지만 일주일에 최소 3번 이상, 일

정 간격으로(월, 화, 수보다는 월, 수, 금) 규칙적으로 하는 것이 좋다. 또한 최근에는 운동 시간에 대하여 시간이 부족한 현대인이나 운동 지속 능력이 부족한 노인들에게 분할 운동이 적극 추천되며 운동의 효과도 비슷하다는 연구 결과들이 발표되었다.

2) 운동 시간(Time)

일반적으로 최소 30분 이상은 해야 한다. 유산소 운동은 적절한 강도로 일정 시간 이상 지속되어야 한다. 특히 30분 이상부터는 본격적으로 체지방이 연소되는 단계이므로 30분 이상은 해야 효과를 볼 수 있다.

3) 운동 강도(Intensity)

중정도의 강도를 가진 운동이 적당하다. 적당한 운동의 강도는 땀이 나고 호흡 횟수가 증가하고 어느 정도의 피로감을 가져오는 정도의 운동이다. 반면, 운동 시 대화를 할 수 없을 정도로 심한 운동은 적당치 않다. 이와 같은 조건을 만족시키는 운동으로는 달리기, 조깅, 빠르게 걷기, 수영, 스케이팅, 줄넘기, 하이킹 등을 들 수 있다.

중강도 이하의 운동에서는 근육의 에너지원으로서 당질과 지질의 양쪽이 다 이용되지만, 강도가 높아짐에 따라 당질의 이용 비율이 높아져, 강도가 높은 운동에서는 지질은 이용되지 않고 주로 당질만이 이용된다.

(2) 유산소 운동의 적절한 운동 강도

주로 많이 사용되는 방법이 심박수(심장이 1분에 박동 하는 횟수) 이용 방법인데 그다지 어렵지 않다. 자신의 적정 운동 강도를 최대 심박수에 대한 비율로 결정하는 것이다. 예를 들어, 초보자는 보통 최대

심박수의 60~70% 정도, 숙련자나 경험자는 보통 70~85% 정도가 되도록 운동을 하도록 권한다. 이 때 최대 심박수는 이론상으로 심장이 1분 동안 최대한 많이 뛸 수 있는 상한치를 말하는데, 최대 심박수=220-나이(세)로 간단하게 구할 수 있다.

이때의 심박수의 범위를 운동 효과가 있는 범위라 할 수 있는 목표 심박수이다. 자신의 목표 심박수를 구하는 방법에는 여러 가지가 많이 있으나 가장 쉽게 구하는 방법은 "목표 심박수=최대 심박수×목표 범위(%)"이다.

예를 들어, 운동경험이 없는 나이 20살의 여자의 목표 심박수의 범위는 다음과 같이 계산한다.

최대 심박수 = 220-20(세) = 200(회)/분
목표 심박수(60~70%) = (200×0.6)~(200×0.7) = 120회~140회/분

즉, 분당 최소 120회 이상 140회 이하의 심장 박동이 되도록 운동하는 것이 적정 강도이다.

(3) 심박수 측정법

심박수를 측정하는 방법은 보통 경동맥, 측두 동맥, 요골 동맥에서 혈액이 혈관 벽에 부딪히는 압력을 손가락으로 체크하는 것이다. 요골 동맥은 손목 부위이며, 측두 동맥은 관자놀이 부근이며, 경동맥은 목 부위이다. 가장 정확하게 사용할 수 있는 부위는 바로 경동맥 부위로써 손가락 두개를 모아서 목의 중앙선에서 약간 옆쪽 부위에 대어 심박수를 측정한다.

6초법 : 6초간 카운트한 수에 곱하기 10을 한다.
10초법 : 10초간 카운트한 수에 6을 곱한다.

(4) 유산소 운동의 선택

1) 자신이 좋아하는 운동 선택

유산소 운동은 여러 가지 종류가 많다. 그 중에서 자신이 좋아하고 흥미가 있는 운동을 하는 것이 운동을 지속적으로 할 수 있는 방법이다. 자신의 생활 패턴에 맞고 흥미 있는 운동 등을 고려해 운동을 선택해야 한다.

2) 자신의 체력에 맞는 운동 선택

유산소 운동을 통해 다이어트 효과, 심신 안정, 건강유지 등을 할 수 있지만 무리한 운동은 오히려 역효과를 낼 수 있다. 체력이 향상됨에 따라 운동의 강도와 시간, 빈도를 점점 늘려 가는 것이 좋다.

3) 몸의 반응 확인

운동의 강도와 몸의 체력이 맞지 않으면 근육통, 가슴통증 등을 느낄 수 있다. 이럴 때는 더 이상 무리하게 운동하는 것보다 잠시 휴식을 갖거나 운동의 강도를 낮춰야 한다.

4) 운동용품

걷기, 달리기 등은 발목과 관절에 부담을 줄 수 있는 운동이다. 그렇기 때문에 반드시 쿠션감이 좋은 운동화를 착용하는 것이 좋다.

5) 수분섭취

많은 사람들이 운동 중 물을 마시지 않는데 유산소 운동은 20분 이상 지속하기 때문에 운동 중간에 수분을 섭취해야 운동효과를 더욱 효과적으로 볼 수 있다.

6) 스트레칭

운동을 하기 전과 후에는 항상 스트레칭이 필요하다. 스트레칭을 하여 부상을 막을 수 있고 운동 중 근육상해를 예방할 수 있다.

(5) 유산소 운동의 종류

1) 걷기

① 걷기 운동의 개념

걷기는 인간 활동의 기본이 되는 것으로서 다리의 운동이 주가 되는 운동이다. 다리는 인간의 이동 운동을 가능하게 하는 중요한 부위로서 다리 근육의 발달뿐만 아니라 심폐지구력의 향상과 언제 어디서나 쉽게 행할 수 있는 간편하고 경제적이며 일반인과 노인층이나 허약자, 비만자에게 좋은 운동이다.

② 걷기 운동의 자세

걷기는 허리를 똑바로 세우고 배를 내밀지 않은 상태에서 반듯이 걷는 것이 좋으며, 무리한 힘을 가하지 않고 자연스럽게 걸어야 한다.

- 뒷발의 무릎이 충분히 펴지도록 발 구름하고 앞발의 발끝을 전방으로 향하며 무릎은 편다.
- 뒷발의 착지는 발뒤꿈치부터 착지하여 앞꿈치로 향하게 한다.
- 신체의 요동을 적게 하고 어깨의 힘을 빼고 리드미컬하게 걷는다.
- 허리를 흔들지 말고 가슴을 펴고 걷는다.

③ 복장

- 운동하기 간편한 복장이 기본이지만 더울 때에는 발한에 도움이 되는 통풍이 잘되는 의복이 바람직하며 모자 등을 착용해 열중독을 예방한다. 추울 때에는 보온성이 좋은 의복과 장갑, 귀덮개 등을 준비하고 양말은 흡수성이 좋은 면양말을 착용하는 것이 바람직하다.
- 신발은 양말을 신은 상태에서 편한 것을 신고 바닥이 딱딱하거나 뒷굽이 높은 것은 피하고 바닥이 부드럽고 충격을 줄일 수 있는 신발이 좋다.

④ 걷기 운동의 효과

- 호흡률이 좋아져 산소섭취량이 증가한다.
- 혈액순환이 왕성해져 심박출량이 증가하고 심박수가 감소된다.
- HDL 콜레스테롤이 증가한다.
- 비만을 해소하고 고지혈증(高脂血症)을 개선한다.
- 고혈압과 당뇨를 개선한다.
- 노화 예방과 골 밀도가 유지되는 등의 효과를 나타낸다.

⑤ 적당한 강도의 운동을 장시간 지속

운동 초기에는 산소를 필요로 하지 않고 에너지를 소모하지만 어느 정도의 시간이 흐르면 근육에 산소를 공급하는 유산소 운동이 이루어진다. 지방의 감소는 유산소 운동에 의해서만이 이루어진다.

⑥ 운동의 빈도는 주 4~5일 이상실시

2) 달리기

① 달리기의 효과

- 달리기는 전신운동으로 심장과 폐에 긍정적으로 자극을 주어 심폐기능을 향상시킨다. 그러므로 조깅은 체지방 소모에 의한 비만의 해소뿐만 아니라 심혈관 질환에도 효과가 좋은 운동이다.
- 성장호르몬과 테스토스테론, 갑상선 호르몬 등의 호르몬 분비를 증가시켜 기초대사율을 높여 체지방량을 증가시켜 준다.

② 달리기 자세

- 목과 허리는 바르게 쭉 펴고 걸을 때 보다는 약간 앞으로 숙인다. 팔은 양 가슴 높이로 자연스럽게 붙여 구부리고 활기차게 흔든다.
- 무릎은 착지 시 조금 굽혀 충격을 흡수하고 발은 뒤꿈치가 지면에 먼저 닿도록 하고 발 앞쪽으로 중심을 옮겨간다. 보폭은 걸을 때 보다 좁게 하는 것이 포인트이다.

③ 달리기 방법

- 속도는 뛰면서 대화 할 수 있는 정도로 하여 55초 동안 100m정도를 달릴 수 있는 속도가 적당하다.
- 15분 정도는 지속적으로 달리고 1주일에 3회 이상 해야 한다.
- 운동전후 충분한 스트레칭을 한다.
- 운동 후에 물을 충분히 마셔 수분을 보충한다.

④ 달리기 복장

- 활동하기 편하고 땀 흡수력이 좋은 옷을 입고 운동화는 발에 잘 맞고 충격을 잘 흡수 할 수 있는 것을 신는다.

3) 자전거 타기

자전거 타기는 달리기 운동에 비해 지루함을 덜 느끼고 즐겁게 실시할 수 있으며, 심폐 지구력과 다리의 근력 및 근지구력을 향상시킬 수 있으므로 체력 향상을 위한 운동으로 널리 이용하고 있다.

초보자의 경우 자전거 타기를 익히는 데 약간의 시간이 필요하다. 자전거 타기에 익숙해지면 불필요한 근육의 긴장을 풀고 신체의 균형을 잘 유지하여 자세를 바르게 하도록 노력한다. 자전거를 탈 때는 장애물을 피하기 위한 경우 외에는 항상 직선으로 가는 것이 좋고 상체의 움직임을 적게 한다. 또한 언덕에 오를 때는 다리에 힘을 더하기 위해 일어서서 상체를 약간 굽혀 페달을 밟아야 한다.

4) 줄넘기

① 개념

줄넘기 운동은 실내외의 좁은 공간에서 할 수 있으며, 줄 이외의 준비 용구가 필요하지 않아 누구나 손쉽게 할 수 있는 전신 운동이다. 또 줄넘기 운동은 민첩성과 조정력을 위해서는 좋은 운동이다.

② 기대효과

줄넘기 운동의 정신은 강한 면과 경쾌한 면의 양면성을 갖는데 강한 면은 우리에게 강인한 투지와 용기를 길러 담력과 자신감을 주며 부드럽고 경쾌한 마음가짐은 순환기능을 활발하게 하여 준다.

③ 운동 방법

줄은 원을 그리며 가볍게 바닥을 스치는 정도로 돌리며, 손잡이를 잡은 양손은 직경 20~30cm 정도의 원을 그리도록 한다. 이때 몸은 똑바로 펴야 하며 시선은 정면을 향하도록 한다. 줄넘기는 혼자서 앞으로 넘기를 주로 하지만 지루함을 없애고 흥미를 돋우기 위해 갖가지 변형된 방법을 사용할 수도 있다.

(6) 유산소 운동 시 주의 사항

1) 반드시 운동화를 신고 유산소 운동을 한다.

러닝머신에서 맨발로 뛰는 것은 발바닥의 "족저근"에 염증이나 부상을 유발하며, 발목이나 무릎에 많은 충격을 준다. 다른 유산소 운동 시에도 발바닥을 밀착, 고정시키기 위해서 반드시 운동화를 신어야 한다.

2) 유산소 운동을 시작하기 전에 수건과 물통을 준비한다.

유산소 운동은 길게 하기 때문에 땀을 닦기 위한 수건이 필요하며 수분 섭취를 위해서 조금씩 자주 물을 마셔야 한다.

3) 유산소 운동은 한 번에 한 가지를 계속하는 것이 좋다.

유산소 운동은 한 운동이 몸에 적응되기까지 일정 시간이 필요하므로, 한 운동을 길게 하는 것이 여러 가지를 조금씩 하는 것보다 훨씬 효과적이다.

4) 유산소 운동 기구를 가지고 운동을 할 때는 최소한 30분 이상은 해야 한다.

5분~10분 정도 하는 것은 준비운동이나 정리 운동에 해당될 뿐, 진정한 유산소 운동의 효과를 주지는 않는다. 지방 연소를 위해서는 30분 이상을 해야 한다. 신체는 운동 시작한지 30분 정도부터 동작에 적응되어 대다수의 에너지를 몸에 저장되어 있는 지방으로부터 공급받아 사용한다. 그 이전에는 지방 사용률이 별로 많지 않다.

5) 실내자전거 타기는 하체운동으로 매우 적합하다.

타기 전에 발을 고정시키는 트랩을 반드시 걸고 타야 한다. 트랩이 없으면 페달을 힘차게 돌리다가 발이 빠져 다칠 수가 있다.

6) 러닝머신에서 운동을 할 때는 반드시 발목과 하체를 잘 풀어준 다음 실시하여야 한다.

특히 발목이 좋지 않은 상태에서 조깅을 하면, 발목이 더욱 악화될 수가 있으므로, 발목을 충분히 움직여 풀어준 뒤에 운동을 시작한다.

7) 러닝머신에서 조깅을 할 때는 반드시 일정한 순서에 따라야 한다.

처음에는 가볍게 걷기 시작하여, 천천히 속도를 올리고, 마지막에는 속도를 서서히 낮추면서 끝마친다. 이것은 다른 유산소 운동에 있어서도 마찬가지이다.

8) 장시간의 유산소 운동을 끝마치고 내려오기 전에 심장의 박동수가 충분히 낮추어져 있는지를 확인한다.

강도를 서서히 낮추지 않고 바로 멈추게 되면, 많은 양의 혈액이 하체에 고여 있게 되어 현기증이 나거나 심하면 쓰러지기도 한다. 끝 마치기전에 적어도 호흡을 충분히 고르고 심박수가 100 이하로 떨어진 것을 확인한 다음 마친다.

(7) 유산소 운동의 신체 유형별 특징

1) 내배엽

체중이 쉽게 늘고, 체지방이 금세 쌓이는 사람에게는 힘이 들면서도 안전한 유산소 운동 프로그램이 필요하다. 관절과 조직에 부담을 줄일 수 있는 운동 종목을 선택하도록 한다. 몸무게가 많이 나가는 사람은 계단 오르기나 자전거 타기가 좋다. 처음에는 일주일에 3~4회씩, 1회에 20~30분간 실시한다. 그러다가 점차적으로 운동 빈도를 높여나가 일주일에 5~6회씩 실시하고, 운동시간 역시 늘린다.

2) 중배엽

근육질이 타고난 중배엽형 역시 내배엽처럼 키에 비해 체중이 많이 나가므로, 관절에 부담을 줄만한 유산소 운동은 피한다. 처음에는 약한 강도로 시작해서 일주일에 3~4회씩 1회에 20~30분간 실시한다. 운동 목표에 따라 훈련의 빈도와 강도를 주기적으로 바꾼다.

3) 외배엽

천성적으로 마른 사람은 걷기나 달리기가 다른 체형의 사람들처럼 크게 문제가 되지 않는다. 자신이 선호하는 운동 종목을 선택하여, 일주일에 2~3회씩, 1회 15~30분간 실시한다.

2. 무산소 운동

산소를 사용하지 않는 운동으로 운동에 사용되는 에너지 공급에서 산소가 별로 의미 없는 상황을 말한다. 일반적으로 웨이트 트레이닝 대신 잘 사용되는 용어이다.

(1) 무산소 운동

생물학의 기본을 먼저 이해할 필요가 있는데, 사람을 포함해서 모든 생물체는 생존 및 활동을 위해 에너지를 필요로 하고, 이 에너지는 섭취한 탄수화물, 단백질과 지방을 여러 가지 과정을 거쳐 신체에서 사용할 수 있는 에너지인 ATP(adenosine triphosphate)라는 형태로 변환하여 사용한다.

이 ATP를 만드는 과정을 크게 두 가지 형태로 나눌 수 있는데, 첫째로 즉각적인 활동을 위해 탄수화물을 이용하여 바로 ATP를 뽑아내는 것과, 부순 조각을 다시 잘게 깨부수면서 산소를 집어넣어 ATP를 만들어내는 과정이다. 이 과정을 조금 더 위로 끌어올려보자면, 근육이나 간 등의 조직 안에 포도당 중합체인 글리코겐 형태로 저장을 해 뒀다가 필요한 시점에서 이걸 분해해가며 사용하는 것과, 일단 분해한 것을 지방의 형태로 저장해뒀다가 지방조직에서 유리지방산 형태로 받아 사용하는 것으로 볼 수도 있다.

앞쪽 방식인 글리코겐 저장의 경우 우리가 활동할 때 글루코스로 분해한 다음 즉시 ATP를 뽑아낼 수 있어 과정이 간단하고 빠르며 반응이 즉각적인데다 에너지 합성에 산소가 필요 없지만, 문제는 그 양이 얼마 안 되고 저장 효율이 지방 조직 형태에 비해 매우 떨어진다. 또한 이 방식을 통한 과다한 에너지 합성은 인접기관들에 여러 가지 해악을 미치며 에너지로 전환되지 않은 여러 잔류물질(대표적으로 쪼갠 놈을 일단 저장해두기 위해 만들어놓게 되는 젖산)은 인접 기관들, 특히 근섬유에 통증을 가하게 된다.

그리고 단백질의 구성단위인 아미노산도 역시 에너지원으로 사용될 수 있으며, 운동 시 정말 쓸 게 없다면 에너지로 사용하기 위해 근섬유 자체에 근단백질 합성에 관한 문제가 될 수 있다.

(2) 무산소 운동과 산소

물론 우리가 일반적으로 말하는 무산소 운동을 하는 상황에서 글리코겐만이 에너지원으로 사용되는 것은 아니다. 일반적으로 보통 사람의 근육에는 초단위로 버틸 수 있는 포도당과 분단위로 버틸 수 있는 글리코겐이 있으며, 이를 다 소모한 순간부터 굉장한 무력감, 허탈감, 무기력증을 느끼게 된다.

신체 내 글리코겐 저장소는 근육 사이와 간 단 두 군데 뿐이다. 이것이 다 사용되면 그 다음 사용되는 에너지는 혈당, 그리고 혈당이 일정이하로 내려가 더 이상 사용할 에너지가 없어지면 당장 당겨쓸 수 있는 케톤체를 사용하게 된다(유산소 운동도 똑같은 순서로 에너지를 사용한다. 다만 무산소 운동처럼 단번에 과부하가 걸리지 않기 때문에, 몸이 상황을 파악한 다음 전체적으로 반응해서 곳곳의 지방 조직에 저장된 유리지방산을 끌어낼 수 있게 된다.).

물론 이렇게 될 때까지 과부하 상태의 무산소 운동을 계속한다면 근섬유를 비롯한 신체기관이 상하게 된다. 따라서 모든 운동은 운동을 시작하기 전에 스트레칭을 반드시 실시하고, 목적에 맞는 적절한 운동법을 통해 체계적인 에너지 소비와 신체 보호를 기본으로 한다.

(3) 무산소 운동의 장점

물론 모든 종류의 운동은 신체를 활성화 시키고, 강화하고, 노화를 방지하여 보호하는 데 그 목적이 있다. 하지만 여러 가지 운동이 각각 그 목적을 가지는데, 무산소 운동의 목적과 그에 따른 강점은 다음과 같다.

1) 기초 대사량을 높인다.

무산소 운동은 우리가 쉽게 접할 수 있는 모든 운동 중 가장 격렬하게 에너지를 소비한다. 근육의 한계에 도전하여 몸에 상처를 내고 자기 자신을 먹이나 연료로 삼아 불태우는 무산소 운동은 운동에서 빠져나오는 순간부터 몸을 회복시키기 위해 몸 내부에 격렬한 화학전쟁을 일으키고 이는 신체가 최소 72시간, 길게는 더 멀리 화학적으로 더 많은 작용을 하게 만든다.

이로 인해 몸에서는 여러 가지 영양소와 성분을 필요로 하게 되고, 해당 영양소가 충족되면 그것을 다시 사용함으로써 점점 한 번에 처리할 수 있는 생화학적 처리속도와 양을 늘려나간다.

표준체형을 가진 같은 체중일 경우, 무산소 운동을 전혀 하지 않는 사람에 비해 무산소 운동을 적당히 하는 사람은 기초 대사량이 조금 더 많고, 몸무게가 많아질 수록 이 차이는 당연히 늘어난다. 다만 골격근량 증가로 인해 증가하는 기초 대사량 자체는 굉장한 하드 트레이닝을 하지 않으면 유의미할 정도의 증가폭을 보이지 않으며, 다만 인체의 활성도를 높이는 데, 즉 생활대사량 자체가 증가한다는 데 주된 의의가 있다.

2) 근력을 높인다.

무산소 운동은 근육을 한계까지 혹사시키는 운동이다. 인체는 모든 활동과 환경에 적응하도록 진화되어 왔으며, 같은 행동을 할 때 다음엔 좀 더 쉽게 행동할 수 있도록 발전하고 발달한다. 결국 근육을 혹사시키게 되면 그 근육은 발달하게 되고, 이는 근밀도(근섬유의 밀도)와 근섬유의 단면적을 강화하게 되는데, 근력은 이에 정비례한다.

3) 심혈관을 비롯한 각종 혈관을 강화한다.

무산소 운동 중 신체 혈관은 과부하를 극복하기 위해 쉴 새 없이 피를 뿜어내고 순환시키게 되는데 이는 심장, 허파 등의 순환계 및 호흡계 장기들을 강화하는 효과를 갖는다. 운동선수와 일반인의 평균적인 심박수나 폐활량 등을 비교해보면 명확한 차이가 나타난다.

4) 뼈를 강화한다.

신체 모든 부분은 적응하며 뼈도 이와 마찬가지로 환경에 적응하기 위해 압력을 받으면 칼슘밀도를 높여 강도를 강화한다. 이를 울프의

법칙이라고 하는데, 무산소 운동은 뼈에 하중과 압력을 가함으로써 골 밀도를 높이고 골조를 강화하며 뼈 겉 부분의 칼슘 구조물을 두텁게 만든다.

단련하지 않아도 인간의 뼈가 단단한 이유는 쉴 새 없이 중력에 저항하기 때문이며, 우주비행사 등 무중력 하에서 장시간 활동하는 사람들이 호소하는 가장 큰 질병 중 하나가 바로 뼈의 약화다. 따라서 원래 활동을 많이 할수록 뼈는 단단하지만, 나이가 들고 활동이 줄면 줄수록 뼈는 약해지기 시작하는데, 이런 사람들에게 무산소 운동은 최고의 선택이라고 할 수 있다.

5) 퇴행성관절염이나 기타 관절관련 질병의 발생을 줄이고 통증을 완화시킨다.

각종 관절관련 질병이 일어나는 가장 흔한 이유는 관절을 감싼 근육이 약화되어 뼈와 뼈 사이의 공간을 충분히 확보해주지 못함으로써, 뼈 사이에 끼인 연골과 인대가 뼈에 눌려 손상을 입는 것이다. 다시 말해 관절 주변의 근육을 단련하는 무산소 운동은 관절염을 방지하며 발생된 관절염의 효과를 완화시키게 되는 것이다.

6) 호르몬 분비계를 강화한다.

웨이트 트레이닝, 즉 무산소 운동은 신체를 한계까지 몰아가며 신체는 이를 회복하기 위해 각종 화학물질을 분비하고 처리하게 된다. 이를 반복하면 신체는 이에 적응하여 호르몬 등 각종 화학물질을 분비하고 처리하는 양을 늘리고, 속도를 늘리게 된다.

7) 간장과 신장 등 내장을 강화한다.

인체 내에서 포도당을 저장할 수 있는 구역은 간과 근육 단 두 군데뿐이다. 하지만 간은 포도당 수용에 한계가 있으므로(당연하지만 간의 크기는 한정되어 있기 때문이다.) 간은 빠른 에너지 순환을 겪게 되고 이는 소화계와 순환계에 긍정적인 영향을 미친다. 혈액 속의 노폐물을 거르는 역할을 하는 신장 역시 동일한 이유로 강화된다. 이는 지방간, 신부전증 등 치명적인 여러 질병들의 발생률을 줄이고 진행을 늦추는 효과가 있다.

(4) 무산소 운동의 단점

위에 열거한 대로 무산소 운동은 여러 가지 굉장한 장점을 가지고 있다. 하지만 모든 것이 장점이 있으면 단점이 있기 마련인데, 이 단점 또한 장점만큼이나 만만치 않다.

1) 기초 대사량을 높인다.

이것에 의아해할지 모르지만, 기초 대사량이 높다는 것은 그만큼 많은 에너지를 필요로 한다는 것이며 기아나 고립 등 혹사환경에 떨어질 경우 당연하게도 기초대사량이 높은 쪽이 먼저 아사의 위기에 처하게 된다. 물론 현대에서 그런 상황에 빠질 가능성은 매우 적지만, 이런 상황에 빠지게 된다면 상당히 위험하다. 물론 두꺼운 몸이 갖고 있는 단백질(아미노산)을 이화시켜 에너지원으로 쓰며 버틸 수 있는 점은 나은 점이나 기초 대사량이 너무 높으면 확실히 이런 상황에서는 마이너스라고 할 수 있다.

2) 면역력을 낮춘다.

첫째, 신체를 회복하는 과정에서 호르몬과 화학성분을 많이 사용하게 되어 그만큼 면역계로 돌아가는 자원이 적어지기 때문이며(특히 백혈구) 둘째, 운동을 계속하게 되면 체지방 수준이 계속 떨어지게 되는데 체지방은 인체 내에서 면역에 관한 중요한 역할을 맡고 있기 때문이다.

체지방은 개인차는 있어도 최소한 5-10%정도는 가지고 있어야 일반 질병, 특히 감기에 대한 정상적인 면역력을 확보할 수 있다.

마른 사람일수록 감기 등의 잔병치레가 많은 것도 비슷한 이유다. 체지방과 림프, 백혈구 등 면역관련 호르몬과 기제가 많을수록 사람은 병에 대한 면역력이 강해진다.

3) 심혈관을 비롯한 각종 혈관에 강한 압력을 가한다.

원래 고혈압이었던 사람의 경우, 의사 또는 전문 트레이너와의 상담 없이 하는 웨이트 트레이닝은 뇌졸중으로 직결되는 무서운 결과를 초래한다. 고중량을 들어 올릴 때 호흡을 순간적으로 참는 발살바 호흡법 등을 사용한다면 더욱 그렇다.

4) 퇴행성관절염이나 기타 관절관련 질병의 발생률을 높인다.

이상하게 생각할지 모르지만 유산소 운동이든 무산소 운동이든 관절염의 마수에서 피해갈 방법은 없다. 다만, 무산소 운동은 그 진행을 늦추고 발생률을 낮추는 것인데 자세가 불안정할 경우 이는 곧바로 셀프관절파괴로 진행된다.

가벼운 탈구부터 인대손상, 연골손상, 관절염 등 많은 관절관련 질병은 모든 운동에서 자세의 불균형이 있다면 당연히 등장하는 것이며 데드리프트나 스쿼트 등 특성상 하중이 많이 실리는 무산소 운동은 자칫 치명적인 결과를 초래할 수 있다.

특히나, 데드리프트와 스쿼트는 모든 운동 중에서 인간이 들 수 있는 가장 큰 하중을 들어 올리는 운동이다. 따라서 정확한 자세와 호흡, 파트너가 없다면 관절은 다치기 마련이다. 다만 바른 자세와 적절한 무게, 그리고 적당한 반복수와 함께라면 절대 부상당할 일이 없다. 이런 상황이라면 실수가 나올 확률도 적을 뿐더러 실수한다 해도 심각한 부상을 입을 확률이 낮다.

5) 우울증을 가속시킨다.

이에 대해서는 원인에 대해 많은 논의가 있지만 아직 정확한 이유는 밝혀지지 않았다. 다만 현재는 반복된 신체 내 엔돌핀 등 향정신성 호르몬의 정기적 분비 때문으로 알려져 있다. 운동을 일정 이상 계속할 경우, 하루나 이틀 정도만 운동을 쉬게 되면 심한 죄책감, 자괴감, 무력감 등을 경험하며 원래 우울증이 있었을 경우 이를 더 심화시키게 되는 것이다. 이것은 사실 보통사람도 경험하는 운동중독 증상의 일부이나, 우울증 환자에게는 더 심하게 효과를 내는 것이 문제이다.

일찍이 우울증 환자들에게 강한 강도의 웨이트 트레이닝을 강제하면 일시적으로 우울증 효과가 줄어든다는 결과가 있었으나, 이것이 장기화될수록 한번, 혹은 몇 번만 운동을 빠지거나 하면 심각한 반향을 초래하는 점 때문에 현재는 아주 낮은 강도의 무산소 운동이나 산책 등 가벼운 유산소운동을 처방하는 것이 바람직하다.

6) 부상의 위험이 높다

축구 등의 엄청나게 격렬한 스포츠나, 격투기 등의 부상을 전제로 하는 스포츠를 제외한다면, 모든 운동 중 부상의 위험이 가장 높은 운동은 바로 무산소 운동이다. 무산소 운동은 그 자체가 신체에 합리적인 부상을 입히는 것을 전제로 한 운동이기 때문이다. 이 부상은 다시 세 가지로 나뉜다.

① 운동 중 피로나 무리, 잘못된 자세 등으로 관절이나 근섬유 등에 합리적인 범위 이외의 손상을 입히는 오류부상. 관절염, 근막염, 건초염 등등이 있으며 작게는 활동을 불편하게 만들며 심각하면 사망에 이른다. 절대 만만하게 볼 것이 아닌 것이, 그냥 삔 정도로

끝나는 경우도 있지만 정말로 사망하거나, 심한 경우 불구가 되는 일도 자주 일어나기 때문이다.

② 운동 중 파트너 없이 무리하다가 운동기구 등에 부상을 입는 직접부상 덤벨 컬, 벤치프레스나 스쿼트 중에 넘어지거나 기구를 놓쳐서 놓친 기구에 찍히는 부상이다. 보통 가슴과 발등이 주 부상부위가 되며 적게는 10kg에서 많으면 100kg가까운 쇳덩어리가 몸 위로 떨어지면 당연히 큰 부상을 입게 된다.

③ 운동 후 근육통 등으로 피로해져 일상생활에서 부상을 입는 간접부상

세 종류 부상 모두 운이 좋다면 가벼운 치료로 끝날 수도 있지만, 운이 없다면 죽음에 이를 수도 있는 위험도를 간직하고 있으며, 주변의 누군가가 무산소 운동을 하려 한다면 가장 먼저 이를 숙지시켜 주어야 한다. 물론 아무 것도 안 하는 것보다야 훨씬 낫겠지만, 만약 한다면 바른 자세가 매우 중요하다는 것을 꼭 깨우쳐야 한다.

육체는 필요할 때 쓰고 떼서 버리는 자유이용권이 아니다. 평생을 마음과 함께 같이 걸어가는 동반자인 것이다. 이런 부상을 주의하고 또 주의하는 것이 그 동반자에 대한 최소한의 예의일 것이다.

(5) 무산소 운동을 위한 체질

인간이 움직이는 운동을 한다는 것은, 근육이 전기신호를 받고, 에너지를 소비해 수축하면서 뼈를 지렛대 원리로 끌어당기는 행동을 한다는 것이다.

근육은 크게 두 가지 종류가 있다. 근섬유 사이사이에 가로무늬가 새겨진 가로무늬근(횡문근, striated muscle)과, 반대로 근세포의 뭉치로 이루어져 무늬가 없고 크림색을 띄는 민무늬근(평활근, smooth muscle)이다. 연결되어 있는 신경도 달라서 사지를 움직이는 근육은 가로무늬근이며 일반적으로 마음대로 움직일 수 있는 근육임에 반해 내장을 움직이는 근육은 민무늬근으로서 자율신경계의 제어를 받는 자동근이다. 단, 심장 근육은 횡문근도 평활근도 아닌 특수한 근세포로 이루어져 있다.

근육 세포의 숫자는 당신이 성장기가 아닌 이상 늘어나지 않으며, 근육의 특성 자체도 유전에 따르기 때문에 태어나서 죽을 때까지 변하지 않는다. 성인의 경우 근육의 크기가 커지고 줄어드는 것은 근섬유 개개의 단면적의 차이일 뿐 어떤 방법을 써도 근육 세포의 숫자는 변하지 않는다. 또한 근섬유의 성능도 역시 태어났을 때부터 유전적으로 정해져 있다. 가장 쉬운 예를 들자면 같은 단면적일 때 고릴라의 근섬유는 인간의 근섬유의 8배 이상의 힘을 발휘할 수 있다.

이것은 다시 말하자면 같은 활동을 했을 때 고릴라의 근육은 인간의 8배 이상의 에너지를 소모한다는 이야기이긴 하지만. 흔히 말하는 '어깨가 넓다', '뼈대가 굵다', '골격이 좋다' 등은 근육 발달이 잘 될 수 있는 유전자를 타고난 사람을 말하는 것이다.

이런 사람들은 같은 체중 가진 다른 사람들에 비해 터무니없어 보일 정도로 강력한 힘을 낼 수 있으며, 순간적인 힘을 중시하는 스포츠나 활동에서 강력한 위력을 발휘한다.

허나 이런 종류의 사람들은 이러한 육체구조를 유지하기 위해 식사량이 다른 체질보다 많을 수밖에 없고, 뼈의 굵기에 칼슘이 많이 소모되기 때문에 칼슘 등 무기질이 부족하면 키가 크질 않는다. 우리가 흔히 단단한 체격이라고 말하는 사람들이 보통 키가 작은 이유 중 하나도 이것이다.

또한 근육이 발달하면 발달할수록 개체별 차이는 별로 의미가 없게 된다. 발달하지 않은 몸을 죽 늘어놓으면 제각각이지만, 발달한 몸은 비슷비슷한 형태를 보이는 이유가 바로 이것인데, 적당히 균형적으로 운동을 하여 발달한 몸은 여러 활동에 최적화되며, 이런 형태는 고정되어 있기 때문에 누구나 알맞은 운동을 열심히 한다면 얻을 수 있다.

(6) 무산소 운동의 메커니즘

사람의 근육은 화학적으로 매 순간 두 가지 작용을 하고 있다. 근섬유를 만들어 넣는 동화작용과 근섬유에 사용된 단백질을 분해하는 이화작용이다. 무산소 운동은 이중 동화 작용을 반복시키고 강화시키는 메커니즘으로 이루어진다.

근육이 수축한다는 것은 근육 세포 안의 근섬유가 근섬유 사이로 밀려들어가는 과정이며, 이러한 수축을 무리하게 하게 되면 근섬유를 갖고 있는 근육 세포가 손상을 입게 된다. 또한 무리한 운동으로 인한 각종 노폐물이 세포 내에 과다하게 쌓이게 된다. 또한 심하게 운동을 하게 되면, 근섬유가 미세하게 찢어지는 현상도 있을 수 있는데, 이것들의 총합이 바로 우리가 운동을 할 때 생기는 근육통의 정체다.

근육 세포는 과부하로 인한 상처를 회복하고 이후 상처를 방지하기 위해 상처가 생긴 근섬유를 수리하고 이후의 과부하를 대비해서 추가로 근섬유를 만들어 확보한다. 또한 효율적으로 수축하기 위해, 즉, 힘을 발휘하기 위해 근육 전체적으로 쓸데없는 것들(예를 들자면 근육 세포 내의 지방이라든가 근육 세포 주변의 지방 세포라든가)을 점점 배제하여 근육의 모양을 뚜렷이 하게 되는데, 이것이 우리가 흔히 말하는 근육이 발달하는 과정으로 완전 회복에는 운동 후 약 48~72시간 정도가 걸린다.

무산소 운동을 하게 되면 해당 부위 근육이 약 30분간 평소보다 크게 부풀게 되는데, 이는 해당 부위에 피가 쏠려 있기 때문이다. 이를 헬스 용어로는 펌핑이라고 부른다. 즉, 무산소 운동은 이러한 현상을 지속적으로 가함으로써 근육을 효율적이고 보기 좋게 발달시키는 과정이다.

(7) 무산소 운동의 한계범위

어느 정도 근력이 있는 사람이 무리를 하거나 한다면 헬스클럽 등에서 옆 사람의 입이 떡 벌어질 정도의 괴력을 내는 것은 어렵지 않다. 다만 최대 한계로 매번 무리했다가는 근육이 회복될 수 있는 시간이 모자라므로 전혀 운동의 효과를 볼 수 없게 된다. 적당한 중량과 적당한 횟수가 중요하며 이는 근육을 효과적으로 자극하고 효과적으로 회복시킴으로써 쓸데없는 과부하를 통해 결과적으로는 근육을 파괴하는 행위보다 원래 목적에 맞다.

방법에 따라 차이는 있지만 무산소 운동은 평소 상태에서 8~15회 반복할 수 있는 중량을 선택하여 힘들 때까지 하는 것이 기본이다. 하지만 이것은 한계치까지 사용하는 것과는 많은 차이가 있으며, 운동 이론에 따라 매우 다양한 방법으로 근육을 자극하는 방법들이 알려져 있다.

(8) 무산소 운동의 종류

무산소 운동의 종류는 워낙 많으나 무산소 3대 운동이라면 아래 3가지가 있다.

- 데드리프트
- 스쿼트
- 벤치 프레스

이는 몸에서 가장 큰 3부위의 근육을 단련하는 운동으로, 빅머슬 3대 운동, 웨이트 3대운동 등으로 불리며 웨이트 트레이닝에서 가장 기본적이며 중요한 운동으로 여겨진다.

표 **2-1.** 부위별 무산소 운동

부위	운동방법
하체	스쿼트, 런지, 레그프레스
등	데드리프트, 턱걸이(풀업), 풀 다운
어깨	아놀드 프레스
삼두	팔굽혀펴기
이두	덤벨 컬, 바벨 컬
복근	윗몸 일으키기, 크런치

참고문헌

1. 곽이섭(2002). 운동과면역, 대한미디어.
2. 김현숙, 박태선, 백일영, 성미경, 신정희, 이명숙, 조성숙, 진영수, 차연수(2001). 21세기스포츠영양, 서울: 교문사
3. 박인국 역(Trudy Mckee & James R. Mckee 공저)(2004). 생화학 기라잡이, 서울: 라이프사이언스
4. 김창국, 진영완, 최기수(2004). 인간움직임을 이해하기 위한 인체해부학, 대경북스.
5. 정일규, 윤진환(2005). 휴먼 퍼포먼스와 운동생리학, 서울: 대경북스
6. Fox, E,L.(1979). Sports physiology. Saunders College publishing

7. Hulston. C.J., & Jeukendrup, A.E.(2008). Substrate metabolism and exercise performance with caffeine and carbohydrate intake. Med. Sci. Sports Exerc., 40(12), 2096-2104.

8. Phillips.S.M., Hartman.J.W., & Wilkinson.S.B.(2005).Dietary protein to support anabolism with resistance exercise in young men. J. Am. coll. Nutr., 24(2), 134S-139S

9. Stanley. W. C., & Connett R. T.(1991).Regulation of muscle carbohydrate metabolism during exercise. FASEB. J. 5, 2155-2160.

10. 박승한(1993). 체력육성운동 프로그램. 학문사.

'유산소 운동' VS '무산소 운동' 무엇이 다를까?

일반적으로 유산소 운동과 무산소 운동을 구분할 때 종목에 의한 분류할 때가 많다. 유산소 운동은 조깅, 줄넘기, 자전거타기, 수영, 에어로빅댄스 등이고, 역도나 웨이트 트레이닝과 같은 근육강화 운동은 무산소 운동이라고 부른다. 하지만 본래 유산소 운동과 무산소 운동의 구분은 그 운동을 할 때 필요한 에너지를 만드는 데 있어서 산소의 참여유무에 의해 구분된다.

짧은 시간에 최대의 노력을 쏟는 격렬한 운동은 단시간 안에 다량의 에너지가 공급되어야 하므로, 산소공급을 통해 지방을 분해하는 느린 경로의 에너지 생산방식으로는 충분한 에너지를 공급할 수가 없게 된다. 따라서 이럴 땐, 우선 산소가 없는 상태(무산소 상태)에서 탄수화물을 에너지원으로 사용하는 방법을 주로 사용하여 화학반응이 진행되는데, 이와 같은 운동을 무산소 운동이라 한다.

반면, 장시간 지속적으로 할 수 있는 가벼운 운동은 에너지 사용 속도가 느려 신체가 산소 공급을 기다리면서 충분한 에너지를 생산할 수 있다. 이때는 산소가 존재하는 상태에서 에너지를 생산하는 방법을 사용하는데 이때 에너지원으로 탄수화물, 지방을 이용한다. 에너지원으로 탄수화물만 쓰는 무산소 운동과는 달리 지방을 에너지원으로 사용하므로, 체지방을 줄이기 위해서는 주로 유산소운동을 권하게 된다.

대부분의 운동 시 유산소와 무산소 에너지 생산시스템이 혼합되어 사용되지만, 각 운동마다 주로 사용하는 경로가 있고, 어떤 경로를 주로 이용하느냐에 따라 편의상 그 운동을 유산소운동이나 무산소 운동으로 분류한다. 하지만 같은 종목이라도 운동의 강도에 따라, 또는 하는 사람의 운동능력에 따라 유산소가 될 수도 있고 무산소가 될 수도 있다.

달리기의 경우, 속도가 낮은 상태에서는 유산소 운동이지만 속도를 높여 근육에 충분한 산소를 공급할 수 없는 상황이 된다면 그것은 유산소 운동에서 무산소 운동으로 넘어간 것이다. 그래서 달리기는 유산소 운동으로 분류되지만 100m 달리기 같은 전력질주는 무산소 운동이 된다. 피곤감 없이 덤벨을 20분 넘게 쉬지 않고 지속적으로 들 수 있다면 그 사람에게 그 무게의 덤벨 운동은 무산소 운동보다는 유산소 운동이 된다고 할 수 있다.

유산소 운동의 장점으로는 장시간 지속할 수 있고 체지방을 감소시키고 폐와 심장의 기능이 개선된다는데 있다. 또한 무산소 운동에 비해 비교적 안전성이 높아 운동초보자, 고령자도 가볍게 시작할 수 있으며, 꾸준히 시행 시 운동부족과 관련된 각종 성인병의 예방과 개선에 도움을 준다.

무산소 운동은 근육의 크기와 힘을 키우고 순발력을 증가시킨다. 또한 몸을 탄탄하게 하며 탄력적으로 보일 수 있게 한다. 이외에도 무산소 운동은 근육량 증가에 의한 기초 대사량의 유지, 증가로 다이어트 시의 정체기 극복과 빠진 체중을 유지하는데도 도움을 준다.

결국 다이어트와 건강을 위해서는 자신에게 맞는 강도의 운동을 선택하는 것이 중요하며, 무산소 운동과 유산소 운동의 적절한 분배가 필요하다고 하겠다.

/ 김하진 365mc비만클리닉 수석원장

Ⅲ. 나의 건강체력 지수 알아보기

1. 건강체력 요소의 개념

(1) 건강체력 요소의 측정범위

일반인에게 적용되는 건강체력 요소는 근력, 근지구력, 심폐지구력, 유연성, 신체조성의 5가지이다. 운동 전문가 및 선수에게는 기술관련 체력요소인 민첩성, 순발력, 조정력 등이 포함되지만, 일반적인 체력요소를 증진하기 위한 체력요소는 건강체력을 측정하는 것으로 충분하다. 건강체력 요소의 개념 및 측정 범위는 다음과 같다.

표 **3-1.** 건강체력 요소와 측정범위

구분	개념	측정범위
근력	근육이 발휘할 수 있는 최대 힘	근육이 1회를 들 수 있는 최대 무게
근 지구력	근육이 지속적으로 힘을 발휘할 수 있는 능력	최대근력 이하의 운동으로 근육이 반복적으로 들 수 있는 횟수
심폐 지구력	운동을 하는 동안 풍부한 혈액을 수축하는 근육으로 보내는 심장의 능력	호흡시 산소/이산화탄소의 양 측정
유연성	관절의 전체 동작 범위에 걸쳐 자유롭게 움직이는 능력	관절의 이동범위 / 각 체절의 움직임 능력
신체조성	신체의 지방과 제지방조직(근육, 기관, 뼈)의 상대적인 양	임피던스법 및 켈리퍼를 이용한 지방를 계산

2. 건강체력측정의 절차

건강체력을 측정하는데 있어 중요한 점은 운동의 계획 단계에서부터 운동을 실시하고자 하는 본인의 안정성을 최대한 확보한 상태에서 운동을 단계적으로 실시하여야 한다는 점이다.

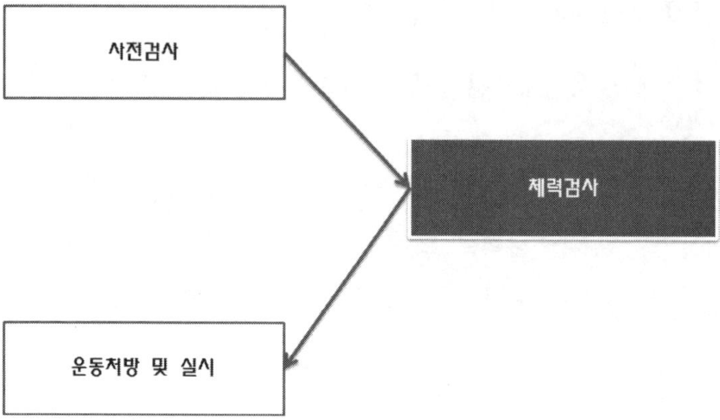

그림 **3-1.** 운동처방의 절차

일반적으로 운동검사 실시하기 전에 인터뷰나 검사지를 통해 사전검사를 실시하며, 이러한 의학적 검사에는 건강상태 파악, 운동사고 방지, 영양상태 파악, 운동과 식생활 상태 파악, 질병 가족력 파악 등의 내용을 확인한다. 미국의 American college of sports medicine(ACSM)의 권고사항에 의하면 운동을 시작하길 원하는 사람에게 PAR-Q 설문지를 작성하기를 요구한다. PAR-Q 설문지는 운동을 시작하기 전 운동부하검사를 실시하는데 있어 신체적으로 요구되는 위험성을 최대한 감소시키기 위해 절차상 반드시 필요하다.

(1) 사전검사 시 고려되어야 할 사항〈PAR-Q 설문지(부록 참조)〉

- 피검자의 직업과 직종

- 가족사항
- 가족력(병력)
- 식사습관
- 운동습관

설문지 작성 시 만약 다음의 문항에 해당한다면, 운동 피검자는 건강체력 검사를 위한 체력측정을 실시하지 않고 의사와의 상담 후 운동검사 및 운동을 실시하도록 한다. 위의 설문지에 해당하는 항목은 건강운동 검사 시 피검자가 부담을 느낄 수 있는 심장, 혈관, 관절 부하의 내용을 포함하고 있으며, 운동검사 시 급작스러운 사고를 예방하기 위해 반드시 체크해야할 사항이다.

표 **3-2.** 운동검사 전 체크리스트

예	아니오	
□	□	1. 의사로부터 심장에 이상이 있고 의사의 권고에 따라서만 운동을 하라는 말을 들은 적이 있습니까?
□	□	2. 운동을 할 때 가슴에 통증을 느낀 적이 있습니까?
□	□	3. 지난 달에 운동을 하지 않았는데 가슴에 통증을 느낀 적이 있습니까?
□	□	4. 현기증 때문에 몸의 균형을 잃거나 의식을 잃은 적이 있습니까?
□	□	5. 신체활동의 변화로 인해 더 나빠질 수 있는 뼈나 관절의 문제(예: 허리, 무릎 또는 엉덩이)를 가지고 있습니까?
□	□	6. 현재 혈압이나 심장 관계로 의사로부터 약을 처방받고 있습니까?
□	□	7. 운동을 하지 말아야하는 어떤 다른 이유를 아시고 계시는 것이 있습니까?

만약 당신이

한 가지 이상의 문항에서 '예' 라고 대답했다면

신체활동을 더 활발하게 시작하거나 체력 평가를 받기 전에 반드시 전화 또는 개인적으로 의사와 상담을 하십시오. 의사에게 PAR-Q 설문지에서 '예' 라고 응답한 문항에 대해 이야기하시기 바랍니다.

- 서서히 그리고 점진적으로 체력을 증진시키려고 하는 한 당신이 원하는 어떤 활동도 할 수 있습니다. 만일 그렇지 않다면 당신에게 안전한 활동으로 제한할 필요가 있습니다. 의사와 상담을 한 후에 어떤 종류의 운동을 할 것인지를 결정하시기 바랍니다.
- 어떤 운동 프로그램이 당신에게 안전하고 적합한지 문의하시기 바랍니다.

위의 문항에 해당이 없다면, 최종적으로 PAR-Q에 포함되어 있는 운동검사 동의서에 서명한다. 운동검사를 위한 동의서에는 검사에 대한 대략적인 개념에 대한 설명이 포함되어 있으며, 검사 중 주의사항에 대해 설명하고 있다.

(2) 운동검사 시 금기사항

절대적 금기사항을 지켜야 하는 환자는 상태가 안전하거나 적절하게 치료되기 전까지 반드시 운동검사를 실시하면 안 된다. 아래의 사항에 해당할 경우 반드시 의사의 판단을 통해 건강체력 검사에 대한 사항을 상의한 후 실시하여야 한다.

표 **3-3.** 운동검사 시 금기사항

절대적 금기사항	상대적 금기사항
• 심각한 허혈 및 최근 심근경색 및 다른 심장질환을 암시하는 심전도가 감지된 경우 • 장질환을 암시하는 심전도가 감지된 경우 • 불안정성 협심증 • 심부정맥 • 대동맥 협착증 • 폐색전증 및 폐경색 • 급성 심근염 및 심낭염 • 박리성 동맥류가 의심되는 경우 • 열 또는 몸살, 임파선이 붓는 급성 전신 감염	• 좌관상대동맥 협착증 • 중등도의 판막 심장질환 • 전해질 이상 • 고혈압 • 빈맥성/서맥성 부정맥 • 비후성 심근증 • 운동으로 인한 신경근, 근골격 및 류마티스 질환 • 조절되지 않는 대사성 질환 • 만성 감염성 질환 • 적절한 운동을 할 수 없는 정신적/신체적 장애

3. 건강체력 측정의 범위 및 개념

근력 및 근지구력은 골다공증의 예방을 위한 골질량 증가, 제 2형 당뇨병 및 당내성, 요통 및 상해감소, 일반적인 활동을 위한 근육 및 힘줄 유지, 체중조절과 관련된 제지방량 및 안정 시 대사율 변화와 같은 건강관련 요소에 영향을 미친다.

근력 및 근지구력 측정 시 주의사항으로는 피검자는 5~10분 동안 간단한 심혈관 운동이나 가벼운 스트레칭 등의 적절한 준비운동을 실시하여야 한다. 측정에 앞서 근육의 온도를 증가시키고 혈액순환을 원활히 함으로써 운동에 대한 심혈관 반응이 알맞게 이루어지도록 준비한다.

(1) 근력의 개념 및 측정방법

근력은 근육이 발휘할 수 있는 최대의 힘을 뜻한다. 따라서 근력 측정 시 피험자는 자신이 들어 올릴 수 있는 최대의 무게를 산정하게 된다. 피험자 개인이 1회 동안 최대로 들어 올릴 수 있는 무게를 통상적으로 최대반복횟수(repetition maximum; RM)이라고 표기하며, 1RM은 피험자가 1회를 들 수 있는 최대 무게를 지칭한다. 따라서 근력 측정 시 개인의 1RM을 계산하기 위해서는 개인이 들어 올릴 수 있는 최대 무게를 이용해야 하지만 위험도가 증가하기 때문에 1RM 산출 공식에 따라 자신의 1RM을 측정하게 된다. 일반적으로 1RM의 50~70%에 해당하는 무게로 시작하여 반복측정에 의한 1RM 예측법이 가장 많이 사용되고 있다.

$$1RM = W_0 + W_1$$
$$W_1 = W_0 \times 0.025 \times R$$

W_0 = 무겁다는 느낌이 드는 중량(7~8회 반복운동이 가능한 중량)
R : 반복횟수

그림 **3-3.** 1RM 산출 공식

예) 무겁다고 느껴지는 40kg
최대로 노력하여 10회 반복

$$W_1 = 40kg \times 0.025 \times 10회 = 10kg$$

$$1RM = 40kg + 10kg = 50kg$$

그림 **3-3.1.** 1RM 산출 공식 예제

표 **3-4.** 최대반복횟수와 최대백분율

RM	최대백분율
2	0.935
3	0.91
4	0.885
5	0.86
7	0.835
8	0.785
9	0.76
10	0.735

1) 근력측정의 방법

① 피검사자는 최대한 반복횟수를 이행할 수 있도록 준비운동 실시한다.

② 측정 사이 간 3~5분의 휴식을 두어 4회 정도의 시도 내에서 RM 선정한다.

③ 피검사자가 자각할 수 있는 능력(능력의 50~70% 이하)에서 최초 무게를 선정한다.

④ 부하는 피검사자가 정해진 반복수를 완전하게 수행할 수 없을 때까지 점진적으로 시행한다.

⑤ 성공적으로 수행한 최종 무게는 절대 1RM이나 다른 수의 RM으로 기록한다.

2) 근력측정의 범위

근력측정은 통상적으로 1RM을 측정하기 위한 장비를 이용하며, 상체, 복부, 하체 근력을 나누어 측정한다. 측정방법에 대해서는 다음 장에서 자세히 다루고 있다.

① 1RM test(bench press test)

② Isokinetic 근력 측정 : Cybex test

③ 악력 측정 : 악력계 이용

④ 복부근력 측정

⑤ 배근력 측정 : 배근력계 이용

(2) 근지구력의 개념 및 측정방법

근지구력은 근피로가 발생할 때까지 충분한 시간에 걸쳐 반복적인 수축을 수행하거나 특정 백분율로 장시간 동안 최대수축을 유지할 수 있는 근육의 능력이다. 통상적으로 무게를 가지고 약 12회를 반복할 수 있는 정도를 나타내는 척도이다. 그러나 근지구력의 절대치는 RM에 의해서 계산되는데 정해진 저항 값의 총 반복횟수가 측정되면, 절대지구력(absolute muscular endurance)라고 말하며, 1RM의 비율(예 70%)로 수행되는 수치는 상대 근지구력이라고 한다.

1) 근지구력 측정의 방법

대표적으로 근지구력을 측정하기 위한 방법으로 알려진 것은 팔굽혀 펴기와 윗몸일으키기를 들 수 있다. 특정 시간 범위를 두고 반복하여 실시한 횟수를 측정하는 것이 일반적인 근지구력의 측정방법이라고 할 수 있다. 그러나 특정 스포츠에서는 신체 일부부의 지구력만을 요하는 것이 아닌 다양한 신체부위의 근지구력을 동시에 요구하는 경우가 많다. 그 예로 농구나 200~400m 달리기 등이 있다. 따라서 특정 종목에 특화되어 있는 근지구력 측정방법이 많이 개발되어 있음으로 각 스포츠 종목에 적합한 근지구력 측정방법을 이용하는 것이 적절하다(참조 : www.topendsports.com).

2) 근지구력 측정의 범위

일반적으로 실시되는 근지구력 검사는 팔굽혀 펴기와 윗몸일으키기는 상체근지구력과 복부 근지구력을 측정하는 검사이다. 그러나 근지구력 평가 시 하체 근지구력을 함께 검사하면 신체 전체의 근지구력을 측정할 수 있으며, 상대적 기준에 따라 평가할 수 있다. 일반적으로 근지구력 측정은 신체의 무게 혹은 RM의 몇 %의 무게를 기준으로 시간당 특정동작의 횟수를 측정하는 것으로 근지구력을 평가한다.

예) 윗몸일으키기 : 30초 혹은 1분 동안 윗몸일으키기 횟수를 측정

표 **3-5.** 신체 부위별 근지구력 검사

상체 근지구력	복부(Core) 근지구력	하체 근지구력
팔굽혀펴기 검사 벤치 프레스 검사 철봉 검사	복부근지구력 검사 윗몸일으키기 크런치(Crunch) 검사 다리올리기 검사	스쿼트 검사 벽에 기대기(Wall sit) 30초 점프 검사

(3) 심폐지구력의 개념 및 측정방법

심폐지구력은 장시간 동안 중강도에서 고강도로 근육을 이용하여 운동을 수행할 수 있는 능력을 말한다. 즉, 특정 운동 강도에서 운동을 지속하는데 있어 인체는 근육, 심혈관계, 호흡계 등의 능력을 모두 사용하게 되는데, 심폐지구력은 이러한 신체의 기능이 복합적으로 발휘되는 능력을 뜻하며, 운동 수행력과 밀접한 관련이 있다.

1) 심폐지구력이 건강과 밀접한 관련이 있는 이유

① 심폐지구력의 수준이 저하되면, 심혈관 질환 및 대사성 질환의 위험 증가로 인한 조기사망의 위험도가 급격히 증가된다.

② 심폐지구력이 증가하면, 심혈관계질환으로 인한 사망률이 감소한다.

③ 심폐지구력 수준이 높다는 것은 건강상의 이점을 주는 신체적 활동을 꾸준히 하고 있다는 결과로 간주될 수 있다.

2) 최대산소섭취량의 개념

심폐지구력은 운동 시 근육의 능력, 심혈관 및 호흡계의 능력을 통합하는 개념으로 운동 중 근육이 필요한 산소와 혈액을 얼마나 효율적으로 전달되며, 운동으로 인한 노폐물을 빠르게 제거하는 능력을 포함한다. 따라서 심폐지구력을 나타나는 일반적인 지표는 최대산소섭취량(VO_2max)을 이용하여 능력을 정도를 수치화하여 나타낸다. 최대산소섭취량을 계산하는 공식과 대략적인 개념은 다음과 같다.

최대산소섭취량(VO_2max) = 최대심박출량 × 동정맥 산소차

- 최대심박출량 : 심장이 혈액을 운동하는 근육에 보내는 능력을 의미한다.

- 동정맥 산소차 : 동맥으로 운반된 혈액에서 근육이 산소를 이용하여 정맥으로 이산화탄소를 내보내는 능력이다.

① **최대산소섭취량의 구성요소**

- 최대심박출량

최대심박출량이란 1분당 심장이 근육으로 보낼 수 있는 혈액의 양을 뜻한다. 따라서 심장이 혈액을 보내는 능력은 심장의 용적(용량)과 심박수(운동 시 심박수)에 의해 정해지며, 운동 시 운동 강도의 증가에 따라 비례적으로 증가하게 된다. 그러나 심장의 용적은 한정적임으로 운동 강도 증가에 따라 심박수가 증가하여 증가한 혈액요구량을 충당하게 된다.

최대심박출량 = 최대심박수 × 심장의 최대 1회 박출량(심장용적)

- 동정맥산소차

동정맥산소차란 혈관(동맥)을 통해 전달된 산소(O_2)가 근육이나 다른 장기에서 에너지를 생성하는 과정에서 사용되고 그 부산물인 이산화탄소(CO_2)로 전환되어 혈관(정맥)을 통해 회귀하는 차이를 뜻한다. 일반적으로 폐에서의 호흡을 측정하여 가스측정기(gas analyzer)에서 CO_2/O_2를 측정한다. 이를 호흡상 계수라 하며, 호흡상 계수가 0.7에 가까울수록 산소의 이용도가 증가하여 운동 중 지방을 연소한다는 뜻이 되며, 1.0에 가까울수록 산소의 이용도가 감소됨을 뜻하여 탄수화물을 이용한 에너지 체계가 활성화됨을 알려준다.

동정맥 산소차(O_2 diffusion rate) = 동맥산소포화량 - 정맥산소포화량

- 운동 및 훈련에 의한 최대산소섭취량의 변화를 일으키는 원인

일반적으로 반복적인 운동, 즉 훈련을 실시하게 되면, 심장 및 근육의 대사가 활성화되고 심장의 용적 증가, 근비대, 근육의 에너지관련 효소의 활성화 등의 효과가 나타나게 된다. 따라서 훈련의 효과에 의해 더 효율적으로 운동할 수 있는 신체적인 변화가 나타났다고 할 수 있다. 최대산소섭취량 차원에서 훈련에 의해 변화되는 요소는 아래와 같다.

표 **3-6.** 최대심박출량과 동정맥 산소차 요인변화

최대심박출량 증가에 영향을 미치는 요인 변화	동정맥 산소차 증가에 영향을 미치는 요인 변화
최대심박출량 증가(스포츠심장) 이완기말 혈액량 증가 혈장량 증가 정맥혈 회귀량 증가 심실용적 증가	근육내 혈류량 증가 모세혈관 밀도 증가 미토콘드리아 수 증가 에너지관련 효소의 활설 증가

② 심폐지구력의 측정법

일반적으로 심폐지구력은 최대하 운동검사를 통해 실시된다. 그러나 운동량 증가에 따른 정확한 최대산소섭취량은 트레드밀을 이용하여, 가스마스크를 착용한 상태에서 gas analyzer를 이용하여 O_2/CO_2 비율을 측정하는 것이 정확하다. 그러나 그러한 시설물(기구)는 많은 비용과 절차가 필요함으로 많이 이용되지 않는다. 최대하 운동검사란 하나 이상의 최대하 운동량에 대한 심박수 반응과 예측된(연령별로 축적된) 최대심박수 결과를 이용하여, 간접적으로 결과를 산출한다.

- 심폐지구력 검사유형

표 **3-7.** 심폐지구력 검사유형과 장·단점

구분	검사유형	장·단점
필드검사	12분 달리기 1.5마일 달리기 걷기검사 등	• 한번에 다수 집단 검사가능 • 최소한의 장비 필요 • 혈압과 심박수 측정이 정확하지 않다 • 심혈관계 질환자에게 적당하지 않다
트레드밀 검사	걷기/달리기	• 정확한 결과 산출 • 고가, 장소의 제한
사이클에르고미터	점진부하 측정방법	• 혈압과 심박수 측정 용이 • 국소근피로 유발 가능
스텝검사		• 운반 및 실시 용이 • 심박수 및 혈압측정 제한

(4) 유연성 개념 및 측정방법

유연성은 관절의 가동범위를 측정하는 것을 뜻한다. 유연성은 운동을 수행하는데 뿐만 아니라 일상생활에서도 중요하며, 운동의 효율을 증가시킬 뿐만 아니라 신체활동으로 인한 부상방지에 중요한 건강체력 요소이다.

1) 유연성에 영향을 미치는 요소

관절낭의 팽창, 적당한 준비운동, 근육의 점도, 인대와 힘줄의 정도(굳음) 등이 관절의 가동범위에 영향을 미칠 수 있다.

2) 유연성의 측정범위 및 방법

관절의 가동범위를 각도를 통해 나타낼 수 있다. 각도계, 좌전굴 검사, 경부와 체간 유연성 평가, 둔부 유연성 평가, 하지 유연성 평가, 견부 유연성 평가, 자세 평가 등이 포함된다.

(5) 신체조성 검사

신체조성 검사란, 인체의 지방량과 제지방량를 측정하는 것을 말한다. 제지방량(free fat weight)란 지방을 제외한 뼈, 근육 등의 무게를 말한다. 복부 중심부로 과도하게 축적된 체지방은 고혈압, 제 2형 당뇨병, 뇌졸중, 관상동맥질환, 고지혈증과 관련이 있음이 알려지고 있으며, 국내에도 비만인구가 지속적으로 증가하고 있는 추세이다.

1) 신체질량지수를 통한 신체조성 측정

신체질량지수(body mass index;BMI)는 비만측정지수가 신장에 대한 체중을 평가하는데 이용되며, 신장을 미터로 환산한 것에 제곱한 값으로 체중(kg)을 나누어 계산한다.

$$\text{BMI} = \text{체중(kg)} / \text{신장(미터)}^2 = \text{kg} \cdot \text{m}^{-2}$$

신체질량지수로 체지방, 근육량 또는 골질량을 구별하기는 어렵지만, 신체지량 지수에 따라 고혈압, 관상동맥질환 등의 사망의 위험을 높이는 질병의 위험도가 증가하는 것으로 나타났다.

표 **3-8.** 신체질량지수와 허리둘레를 근거로 한 질병위험도 분류

		정상 체중과 허리둘레와 관련된 질병 위험도[a]	
	신체질량지수(kg·m^{-2})	남, ≤102 cm 여, ≤88 cm	남, >102 cm 여, >88 cm
저체중	<18.5	—	—
정상	18.5~24.9	—	—
과체중	25.0~29.9	증가	높음
비만, 등급			
I	30.0~34.9	높음	매우 높음
II	35.0~39.9	매우 높음	매우 높음
III	≥40	극도로 높음	극도로 높음

[a] 제2형 당뇨병, 고혈압, 심혈관질환에 걸릴 질병 위험도. (—)는 신체질량지수에 위험도 증가가 없다. 허리둘레의 증가는 정상 체중을 가진 사람들도 위험도를 증가시키는 지표가 될 수 있다.

발췌 수정: Expert Panel on the Identification, Evaluation and Treatment of Overweight and Obesity in Adults. Arch Intern Med. 1998;158:1855-67.

2) 허리둘레 측정

남성형 비만은 주로 복부에 지방이 분포되어 있으며, 여성형 비만은 주로 엉덩이와 허벅지에 분포한다. 허리 대 엉덩이 비율(WHR : waist-to-hip ratio)는 허리둘레를 엉덩이 둘레로 나눈 값으로 체지방 유형을 결정하는데 간단히 이용되는 방법이다.

표 **3-9.** 성인허리둘레

위험 범주	허리둘레 cm (in)	
	여성	남성
매우 낮음	<70 cm (27.5 in)	<80 cm (31.5in)
낮음	70-89 (28.5~35.0)	80-99 (31.5~39.0)
높음	90~109 (35.5~43.0)	100~120 (39.5~47.0)
매우 높음	>110 (>43.5)	>120 (>47.0)

출처: Bray GA, Don't throw the baby out with the bath water, Am J Clin Nutr, 2004;79(3):347-9

3) 피하지방 측정법

피부 두겹법이라고도 하며, 3~4곳의 신체의 피하지방을 skin caliper를 이용하여 두께를 측정하여 일반 등식을 이용 체지방량을 계산하는 방법이다.

4) 기타측정법

X-선을 이용한 DEXA(dual energy x ray absorptiometry)를 이용하는 방법과 생체전기저항분석법(impedence 법), 근적외선 측정법 등이 이용되며, 특히 최근에는 impedence 법을 이용한 INBODY 기기가 국내에서 발명되어 널리 쓰이고 있다.

4. 건강체력 측정의 실제

건강체력을 측정하는데 있어 가장 먼저 고려해야 할 사항은 쉽고 안전하게 측정할 수 있는 방법을 선택하는 것이다. 체력을 측정하는데 있어 기기를 이용하는 방법과 기기를 이용하지 않는 방법이 고안되어 있으며, 일반적인 체력검사 시에는 고가의 장비를 이용하기 보다는 주변의 시설을 최대한 활용할 수 있는 방법을 이용하는 것이 올바르다. 체력 측정의 실제 편에서는 참가자가 쉽게 실시할 수 있는 대표적인 방법을 몇 가지 소개하고 실제로 자가 체력을 평가하여 보도록 한다. 교양/전공 수업시간에 측정할 건강체력 요소의 방법은 아래의 표와 같으며, 결과를 기재하기 위한 결과지는 부록에 첨부되어 있다.

표 **3-10.** 건강체력 측정

구분	기기를 사용하는 방법	기기를 사용하지 않는 방법
근력	악력, 배근력	복부근력테스트
근지구력	-	윗몸일으키기 벽에 기대기
심폐지구력	-	Rockport walk test
유연성	좌전굴	Groin 유연성 검사
신체조성	Indody	-

(1) 근력 측정

1) 악력(grip strength)

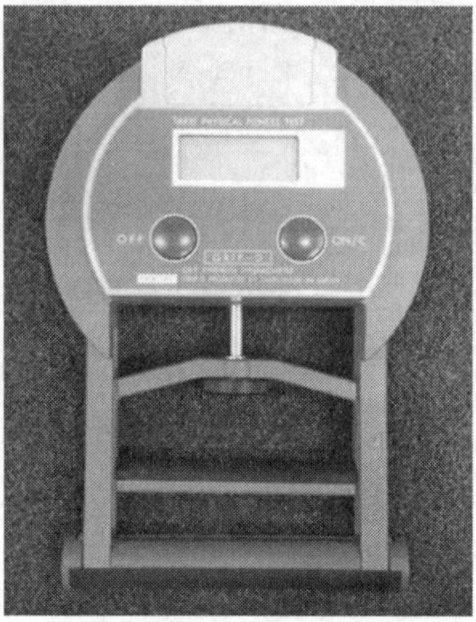

그림 **3-4.** 악력 측정기기

① 측정단위 : 0.1kg 단위로 계측

② 측정방법

- 악력계의 손잡이를 손가락 둘째 마디로 잡는다. 손잡이가 맞지 않을 때는 알맞게 조절나사로 조정한다.
- 팔을 곧게 펴고 몸통과 팔을 15°로 유지하면서 힘껏 잡아당긴다.
- 좌・우 교대로 2회씩 실시하며 각각 최고치를 0.1kg 단위로 기록한다.

③ 측정 시 유의사항 : 측정 시 악력계가 몸에 닿지 않도록 해야 한다.

2) 배근력(Back strength)

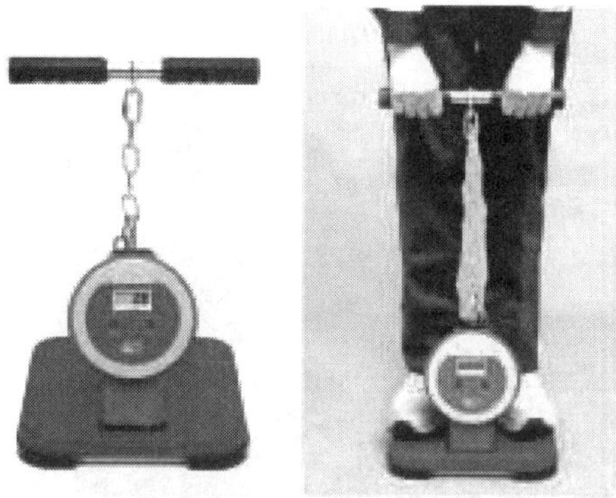

그림 **3-5.** 배근력 측정기기

① 측정단위 : 0.1kg 단위로 계측

② 측정방법

- 배근력계의 손잡이를 무릎보다 약간 아래로 위치할 수 있도록 조절한다.
- 허리를 곧게 펴고 팔은 아래로 90°를 유지하며, 허리의 힘을 이용하여 힘껏 들어올린다.
- 2회씩 실시하며 각각 최고치를 0.1kg 단위로 기록한다.

③ 측정 시 유의사항 : 측정 시 다리 힘을 이용하여 들어 올리지 않도록 해야 한다.

3) 복부근력검사(abdominal strength)

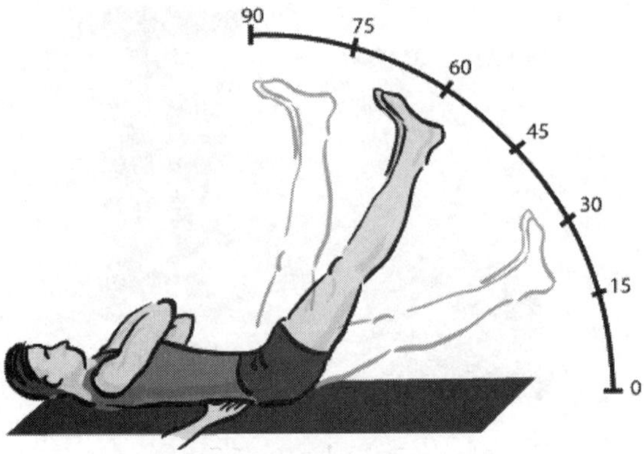

그림 **3-6.** 복부근력 측정검사 방법

① 측정단위 : 10° 단위로 각도를 계측

② 측정방법

- 피검자는 바닥에 등을 대고 편하게 눕는다. 이때 팔은 포개어 가슴에 위치한다.
- 측정자는 측정자의 손을 허리 아래의 오목한 부분에 위치시킨다.
- 측정이 준비되면 피검자는 양다리를 90°로 들어올리며, 천천히 아래로 내린다.
- 측정자는 피검자가 다리를 내리는 도중, 허리의 오목한 부분이 측정자의 손에서 떨어지는 각도를 계측한다.
- 2회 실시하여 측정하며, 가장 좋은 결과를 10° 단위로 기재한다.

③ 측정 시 유의사항 : 측정 시 다리를 내리는 속도는 피검자가 내릴 수 있는 최저속도로 내릴 수 있도록 한다.

(2) 근지구력의 측정

1) 윗몸일으키기

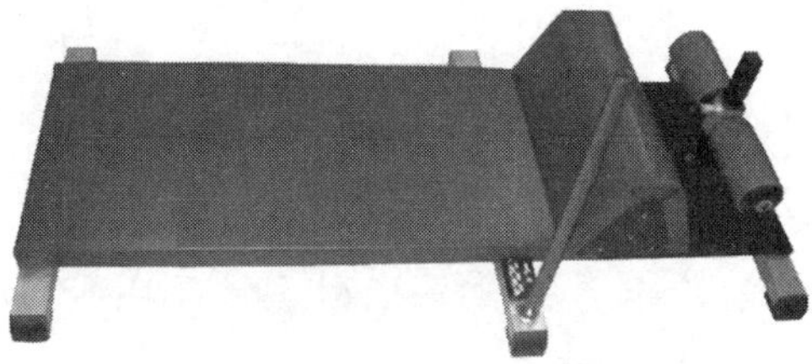

그림 **3-7.** 윗몸일으키기 측정기기

① 측정단위 : 1분 동안 실시한 횟수를 기록한다.

② 측정방법

- 피검자는 발을 30cm 정도 벌리고 무릎을 직각으로 굽히고 양손은 머리 뒤에서 깍지를 끼고 등을 매트에 대고 눕는다.
- 보조자가 피검자의 발목을 양손으로 누른 준비 상태에서 "시작"과 동시에 상체를 일으켜 양쪽 팔꿈치가 양쪽 무릎에 닿은 다음, 다시 누운 자세로 돌아가게 한다.
- 양쪽 팔꿈치가 양쪽 무릎에 닿은 횟수만 인정하며 1회 실시를 원칙으로 한다.

2) 벽에 기대기 검사(Wall sit test)

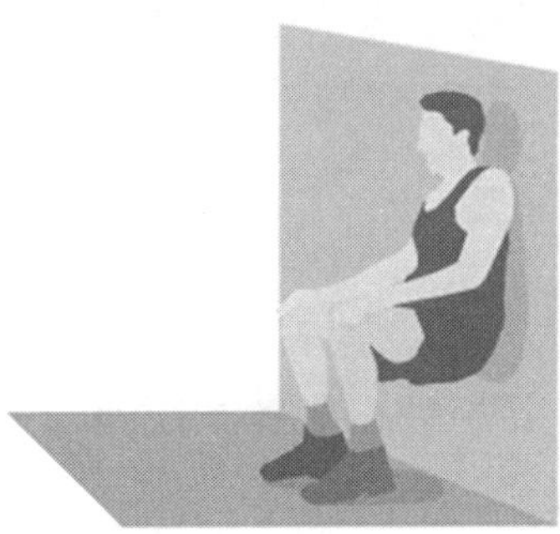

그림 **3-8.** 벽에 기대기 검사 측정검사 방법

① 측정단위 : 1분 동안 벽에 기대어 버틴 시간을 기재한다.

② 측정방법

- 피검자는 발을 어깨 넓이만큼 넓히고 벽을 뒤로 하고 선다.
- 천천히 하체를 굽혀 무릎이 90°로 굽혀질 때까지 자세를 취한 후 벽에 상체를 기댄다.
- 시간 측정은 한발을 들어 올리면서 측정되며, 자세를 유지한 시간을 기재한다.
- 양발 모두를 실시하며, 각 1회씩 실시하게 된다.

(3) 심폐지구력 검사

1) Rockport walk test

① 측정단위 : 1.6km를 걷는 시간과 운동 후 심박수를 측정한다.

② 측정방법

- 피험자는 준비운동을 실시한 후, 1.6km 트랙을 최대한 빠르게 걷는다.
- 1.6km 트랙 걷기를 마친 후 즉시 촉진법을 이용하여, 심박수를 측정한다.
- 심박수는 경동맥이나, 손목의 정맥에서 촉진법을 측정하며, 10초나 15초 단위로 측정하여, 1분 동안의 심박수를 계산한다.

③ 측정 시 유의사항 : 측정 시 달리기는 하지 않도록 하며, 최대한 빨리 걸어야 한다.

최대심박수 계산 방법

- 여성 : VO_2max = 139.168 - (0.388×연령) - (0.077×파운드로 계산된 몸무게) - (3.265×1.6km를 걸은 시간) - (0.156×심박수)
- 남성 : 여성의 검사결과에 6.318을 더하면 된다.

(4) 유연성 검사

1) 좌전굴, 앉아윗몸 앞으로 굽히기(Sit and reach)

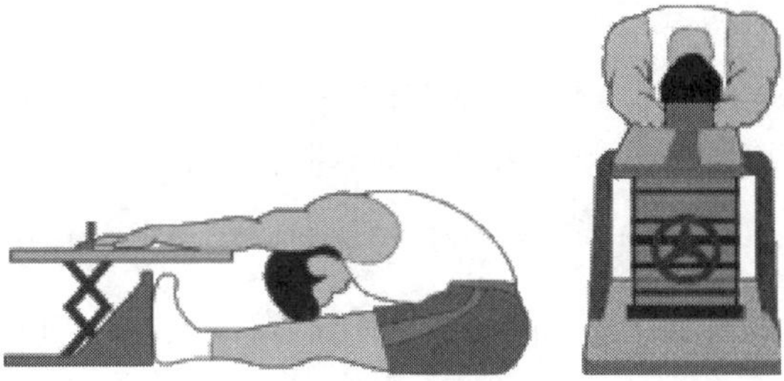

그림 **3-9.** 유연성 측정기기

① 측정단위 : 0.1cm 단위까지 계측한다.

② 측정방법

- 피검자는 신을 벗고 양발바닥이 측정기구의 수직면에 완전히 닿도록 무릎을 펴고 바르게 앉는다.
- 양발 사이의 거리는 5cm가 넘지 않도록 한다.
- 피검자는 양손을 쭉 펴서 측정자 위에 대고 준비 자세를 취한다.

③ 측정 시 유의사항 : 양손 끝으로 똑바로 밀어야 하며, 몸의 반동을 주지 못하게 한다.

참고문헌

1. 강형숙, 김기진, 김훈, 노성규, 박상갑, 변재종, 서상훈, 서정훈, 이재문, 장재훈. (1999). 운동과 웰니스. 한미의학.

2. 김기진, 이원재, 이성노, 천우광, 조창모, 안나영, 이태현, 홍창배. (2010). 스포츠와 건강의 과학적 이해. 계명대학교 출판부

3. 장경태, 이정숙. (2005). 건강한 삶을 위한 운동처방기초. 대한미디어.

4. KBS스포츠취재제작팀, 박수현. (2010). 웰니스: 뇌를 바꾸는 운동 혁명. 랜덤하우스.

5. 정일규, 윤진환(2005). 휴먼 퍼포먼스와 운동생리학, 서울: 대경북스

Ⅳ. 체력측정 결과의 활용

1. 건강체력 검사의 평가 및 운동 목표의 선정

건강체력검사의 평가는 건강체력기준표 <부록>을 통해 개인의 건강체력을 평가할 수 있는 기준표가 제시되어 있다. 기준표를 통해 건강체력의 요소 강/약점을 파악할 수 있으며, 이를 통해 정확한 운동의 목표를 선정할 수 있다. 운동 목표가 선정되면, 이를 시행하기 위한 준비를 실시하여야 한다. 준비에는 운동시간계획, 장소와 방법 선정, 운동용품 준비 등이 포함된다.

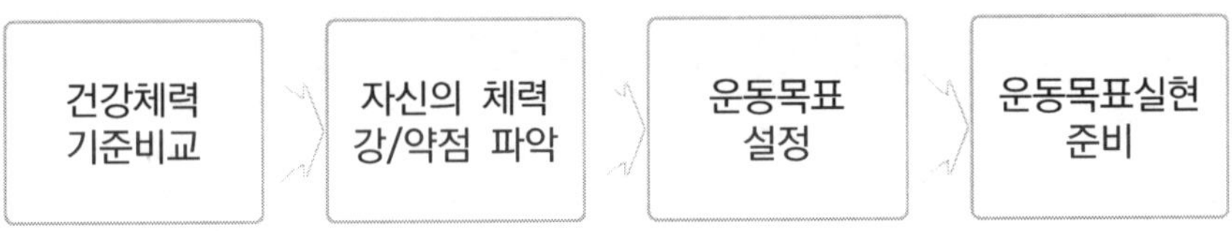

그림 **4-1.** 운동 목표 선정 준비단계

(1) 건강체력기준표에서 나의 기준 확인하기

대학생 연령을 기준으로 건강체력 기준은 다음의 표와 같다(기타 연령대는 부록 참조). 각 단계는 5단계로 되어있으며, 3단계가 보통 수준을 뜻한다. 각 항목에서 자신의 체력을 확인할 수 있다.

표 **4-1.** 건강체력 평가지

건강체력평가지					
구분	점수				
	아주나쁨 5~20%	나쁨 25~40%	보통 45~60%	좋음 65~80%	아주좋음 85~95%
근 력					
근지구력					
심폐지구력					
유 연 성					
신체조정					
합 계					

(2) 자신의 건강체력의 강·약점을 파악하기

이 단계에서는 아직 운동에 대한 구체적인 목표가 세워지기 이전의 단계이다. 따라서 자신의 건강체력의 강·약점을 파악하여 구체적인 목표를 세우는데 도움이 된다.

(3) 구체적인 운동 목표의 선정

운동을 시작하기 이전에 구체적인 운동 목표를 선정하는 것은 무엇보다도 중요한 시작점 행동이다. 운동의 목표에는 실현가능한 내용이 포함되어야 하며 기간, 방법, 수단, 장소 등의 구체적인 계획이 일반적으로 포함되어야 한다.

표 **4-2.** 구체적인 체중감량의 예

운동의 목표 : 체중감량	
기간	2014. 1. 1 ~ 2014. 3. 30
방법	유산소 운동 : 달리기 및 걷기 운동을 통해서
수단	하루 30분 이상 운동 실시(운동시간 : 06:30)
장소	전북대학교 운동장 및 집주변 공토

구체적인 목표가 설정되지 않은 경우 운동 프로그램을 지속하는데 어려움이 있다거나 운동의 이탈률이 증가하기도 한다. 운동프로그램이 실패하는 주요인은 운동의 목표가 구체적으로 설정되지 않아서 운동 프로그램을 세부적으로 계획하지 못하여, 단조롭거나 추진하기 어렵기 때문이다.

운동 목표를 선정하는데 도움이 되는 글

– 여성 체형에 맞는 운동 목표 설정하기 (www.topendsports.com 참조)

운동을 계획하는데 유전적인 발달은 중요한 변인이다. 이는 운동의 성과가 개인의 유전적인 형질에 많은 영향을 받기 때문이다. 예를 들어, 우리의 신체는 키, 팔/다리 길이, 어깨넓이 등의 유전적인 특징을 가지고 있다. 운동을 계속하게 되면 운동의 성과에 따라 신체가 변화되고 체력향상을 위해 긍정적인 반응을 일으키지만 개인차에 따라 일반적으로 10~15%의 훈련 결과의 차이를 보이게 된다. 이는 훈련을 통해 발달시킬 수 있는 체력요소의 발달정도가 다르기 때문이며, 따라서 신체 반응의 개별차로 인해 동일 운동량에 비해 다른 효과가 있는 결과를 가져오게 된다. 예를 들어 체중이 잘 늘지 않는 체형의 경우, 체중이 잘 불어나는 여성보다 일반적으로 기초 대사량이 높으며, 이는 동일 운동에 대해 더 많은 체중감소 효과가 있을 수 있다. 그러나 체중이 유전적으로 잘 불어나는 여성은 더 많은 시간을 운동에 투자하여야 한다.

① 외배엽형(허약한 형)

외배엽형의 여성의 경우 키가 크고, 팔다리가 긴 형태를 가지며, 긴 허리와 빈약한 어깨와 엉덩이가 잘 발달되지 않은 형태를 가진다. 외배엽형 여성은 유전적으로 기초 대사량이 높아 체중을 증가시키거나 지방을 늘리는 데 어려움을 겪는다.

일반적으로 외배엽형 여성은 적은 유산소운동을 필요로 하고 6~10회 반복하는 근력이나 근지구력 운동을 추천할 수 있다. 일반적으로 프로그램 구성은 필요로 하는 운동의 목표에 따라 바꿀 수 있다.

유산소 운동은 주당 3회 20분 정도가 적당하며, 운동 목표에 따라 유산소 운동의 양은 증가시킬 수 있다. 만약 외배엽형 여성이 근육 및 체중을 증가시키길 원한다면 근력운동의 비율을 증가시켜야 한다.

② 내배엽형(비만형)

내배엽형 여성은 둥근 몸과 짧은 팔/다리를 가지 형태를 가지고 있다. 체중이 쉽게 증가되며, 주로 신체의 하체 부분에 지방이 많이 축적된다. 내배엽형 여성은 적어도 30~40분의 유산소 운동이 필요하며, 주 3~5회 이상 실시하여야 한다. 내배엽형 여성이 더 빠른 체중감소를 원한다면, 운동프로그램에 근력프로그램을 포함하여야 하며, 12~20set를 반복하는 높은 강도의 근력 훈련도 포함될 수 있다. 유산소 운동은 체중감소, 심혈관 질환 예방, 체형 개선에 도움을 주며, 무산소 운동은 근육량을 늘리고 근력을 증가시키는데 필요하다.

근력프로그램을 통해 근육량을 증가시키면, 왜배엽 여성의 기초 대사량이 증가하면서 체중감소의 효과가 있을 수 있다.

③ 중배엽형(중간형)

중배엽형 여성은 튼튼한 몸체를 가지고 있으며, 다른 신체형태의 여성에 비해 유전적으로 근육량을 증가시키기 쉬운 경향을 가지고 있다. 그러나 체중이 증가할 경우 주로 복부에 지방이 많이 침착되는 형태를 보인다.

중배엽여성은 체력수준을 유지하기 위해 주 3회 20분 정도의 유산소 운동이 추천되어지며, 일반적으로 균형 잡힌 근력프로그램이 필요하다. 유산소 운동의 양은 운동의 목표에 따라 다르게 설정되어 질 수 있다.

(4) 운동프로그램을 진행하면서 실패하는 5가지 이유

1) 목표를 완벽히 설정하는 데 실패하였기 때문이다.

일반적으로 운동프로그램을 진행하는 도중 예기치 못한 일들이 많이 일어난다. 운동의 목표를 운동시작 전에 설정하였다면 올바른 운동을 선정하고 목표달성의 방법을 구체적으로 설정할 수 있다. 운동프로그램을 지속하기 어려운 이유는 구체적인 목표가 없기 때문이 쉽게 포기하기 때문이다. 해결방법은 운동프로그램에 포함될 구체적인 운동목표 목록을 작성하는 것이다.

예를 들어 체중감량에 대한 목표가 확실하여 지면 근력운동에 많은 시간을 투자할 필요가 없이 유산소 운동을 실시하면 되지만, 대부분의 경우 구체적인 목표가 없기 때문에 비효율적으로 근력운동프로그램을 운용한다.

2) 적절한 지도와 방향이 부족했기 때문이다.

헬스클럽에서 여러 해 동안 운동을 실시하지만 많은 변화가 없는 사람들이 많다. 대부분의 경우 그러한 사람들에게 운동방법을 물어보면 구체적인 목적과 방법이 없는 경우가 대부분이다. 오히려 잘못된 운동방법을 지속하다 보면 건강에 심각한 문제를 일으킬 수도 있다.

3) 빠른 변화를 원하기 때문이다.

운동을 시작하면 바로 운동의 효과가 나타나기를 바란다. 그러나 운동의 효과는 적어도 1~2달 정도의 운동프로그램이 진행되어야 나타나기 시작한다. 대부분의 경우 운동초기에 나타나는 근육의 진정한 변화가 아닌 일시적 증가이다. 운동에 의해 단계적으로 신체가 발달한다는 것을 인지하고 운동의 효과가 나타나기까지 기다려야 한다.

4) 운동을 위한 시간부족 때문이다.

운동에 실패하는 가장 큰 이유는 운동할 시간이 없다고 느끼기 때문이다. 그러나 자신의 체력을 발달시키고 유지하는데 그리 많은 시간이 필요로 하지 않다. 하루에 30분이면 충분하다. 모든 운동장비가 구비된 장소에서 운동만이 체력을 올릴 수 있다는 인식을 버리고 학교, 공원, 직장 등에서 손쉽게 할 수 있는 운동방법을 고안하고 실천에 옮겨야 한다.

5) 잘못된 식습관

좋은 운동프로그램은 좋은 식습관이 뒷받침될 때 실현가능하다. 특히 탄수화물, 지방, 단백질의 균형이 중요하며 균형 잡힌 식습관은 운동의 효과를 증진시킨다. 체중을 감소시키는 운동을 한다고 무리한 다이어트를 실시하면 요요현상이 지속되고 체중감소의 효과의 효율이 감소할 뿐만 아니라 건강을 해칠 수도 있다.

(5) 운동을 시작하기 위한 준비

1) 운동일지 준비하기

운동일지에는 일반적으로 운동 종목, 운동내용, 운동시간, 운도장소 등을 기재하여야 하며, 일일 섭취한 음식들을 기록한다. 반드시 하루에 실시한 운동내용에 대한 평가를 실시하고 다음 운동계획에 대한 내용을 기록해야 한다.

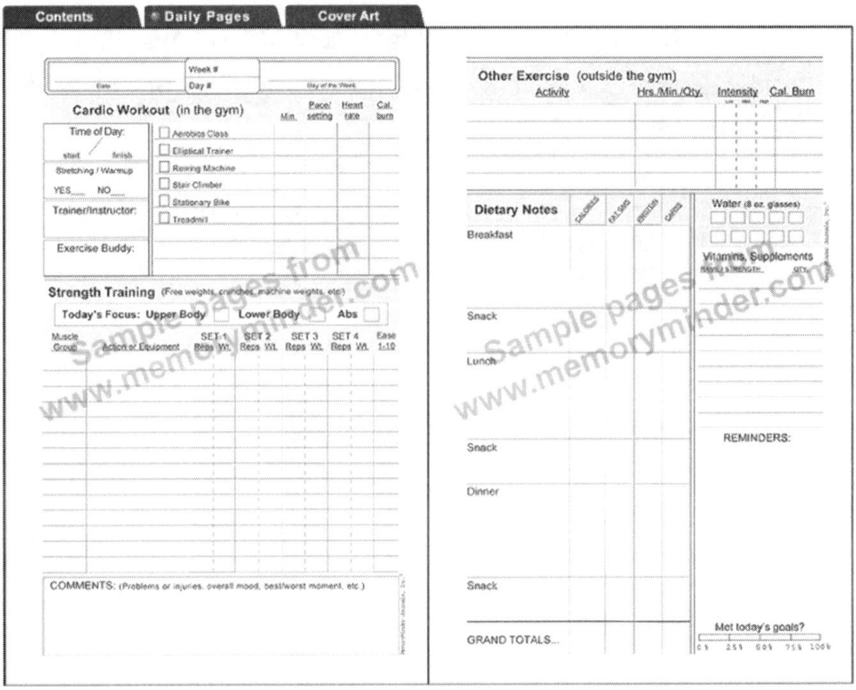

출처 : bodyminder workout and exercise journal(USA)

그림 **4-2.** 운동일지 예시

참고문헌

1. 강형숙, 김기진, 김훈, 노성규, 박상갑, 변재종, 서상훈, 서정훈, 이재문, 장재훈. (1999). 운동과 웰니스. 한미의학.

2. 김기진, 이원재, 이성노, 천우광, 조창모, 안나영, 이태현, 홍창배. (2010). 스포츠와 건강의 과학적 이해. 계명대학교 출판부

3. 장경태, 이정숙. (2005). 건강한 삶을 위한 운동처방기초. 대한미디어.

4. KBS스포츠취재제작팀, 박수현. (2010). 웰니스: 뇌를 바꾸는 운동 혁명. 랜덤하우스.

5. 정일규, 윤진환(2005). 휴먼 퍼포먼스와 운동생리학, 서울: 대경북스

6. 강희성 역(Jack H. Wilmore & David L. Costill 공저)(2008). 운동과 스포츠 생리학. 서울: 대한미디어

V. 나의 운동 계획하기 (운동의 원리)

우리는 모두가 건강과 체력의 효과적인 도모를 위하여 부단히 노력한다. 하지만, 누구나 다 그런 긍정적인 효과를 얻지는 못한다. 우선, 운동 트레이닝의 시작부터 잘못된 경우가 많다. 이유는 잘못된 정보나 자료에 충실하다 보면 정작 나에게 맞는 운동처방, 또는 그런 방법조차 알지 못하는 경우가 많기 때문이다.

1. 운동 트레이닝의 목적

(1) 운동 트레이닝의 개념

스포츠 분야에서 트레이닝은 체력 및 경기력의 강화 훈련이라고 하는 공통개념을 포함하고 있다. 트레이닝에 관한 여러 학자의 견해를 종합해보면, "신체의 계획적인 강화 훈련을 통하여 체력과 기술을 포함한 모든 운동 능력을 향상시키기 위한 과정" 또는 "합리적이고 계획적인 운동 자극을 통해 인간행동을 가능한 한도까지 발달시키고자 하는 과정"이라고 정의할 수 있다.

(2) 운동 트레이닝의 목적

일반적으로 생각하는 운동 트레이닝의 가장 중요한 목적은 건강의 유지와 질병을 예방하는데 있으며, 이를 위해 각 개인에게 맞는 필요한 운동 형태, 빈도, 강도, 시간을 고려해서 운동의 질적, 양적인 면을 보안한 계획적인 운동이 필요하다. 트레이닝의 목적은 다음과 같다.

1) 종합적인 신체 기능의 향상

건강관련 체력(심폐지구력, 근력 및 근지구력, 유연성, 신체구성)을 향상시키는 것뿐만 아니라 운동기능관련 체력(민첩성, 평형성, 협응력, 파워, 반응시간, 스피드 등)을 향상시키는 것이 필요하다. 이러한 기능적인 측면의 향상은 응급상황에 있어서 더욱 효과적으로 대처할 수 있다.

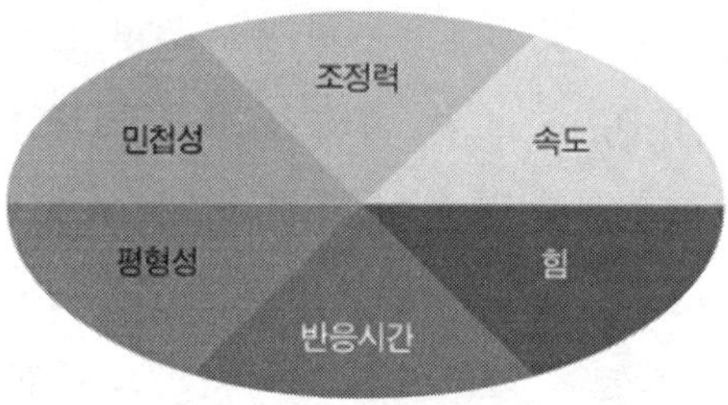

그림 **5-1.** 신체적 체력의 행동기술 관련 구성요소

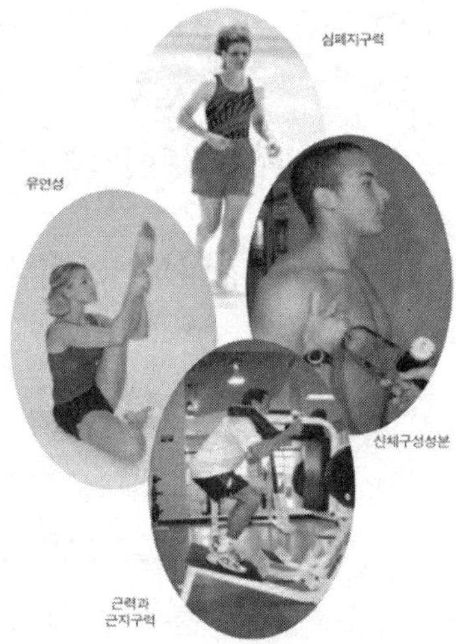

그림 **5-2.** 신체적 체력의 건강관련 구성요소

2) 운동수행능력의 향상

체력의 향상과 더불어 각 스포츠 종목과 직접적으로 관련 있는 요인을 발전시킬 수 있다. 예를 들면, 테니스나 배드민턴 같은 라켓 운동에서 반복적인 동작이나 반응시간의 단축을 통한 협응력의 향상과 같은 퍼포먼스에 영향을 미칠 수 있다.

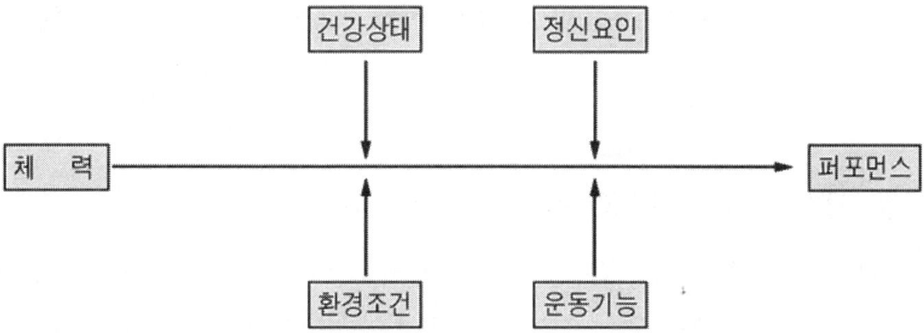

퍼포먼스의 원동력은 체력이지만, 그 외의 인자도 영향을 끼친다. 따라서, 퍼포먼스의 크기가 반드시 체력의 강도를 보여주는 것이 아니다.

그림 **5-3.** 체력과 퍼포먼스의 관계

3) 심리적인 측면의 강화

운동수행에 있어서 여러 가지 상황에 따른 자신감과 용기를 포함한 정신력의 강화 및 심리적인 어려움을 극복하는 과정을 포함하고 있다.

4) 팀워크 강화를 위한 과정

스포츠 상황에서 요구되는 팀 내의 협동심을 강화하는 과정을 의미한다. 이러한 과정은 팀 전체의 신체적, 기술적, 전술적으로 조화롭게 향상시킬 수 있다.

5) 상해의 예방

운동 트레이닝의 지속적인 활동은 모든 스포츠 활동으로부터 발생하는 상해를 예방하기 위해서 필요한 근육, 힘줄, 인대 등의 강화과정을 포함하고 있다.

(3) 운동 트레이닝의 원리

운동 트레이닝의 프로그램은 각 개인에 건강 및 체력에 맞게 조정되어야 하지만 트레이닝의 일반적인 원리는 모든 트레이닝 프로그램을 적용하는 사람들에게 동일하게 적용되며, 트레이닝의 원리는 다음과 같다.

1) 과부하의 원리(Overload principle)

과부하의 원리는 트레이닝에서 가장 기초적인 원리이며, 인체에 주어지는 자극의 정도를 말하는 것이다. 특히, 근력 트레이닝에서 대표적으로 적용하는 원리이다. 최근 연구에서 트레이닝 프로그램의 운동 부하가 전반적으로 증가시키는 방법을 제안하고 있다(Fox et al, 1989). 예를 들어, 골격근의 근력을 증가시키려면 근육을 평상시보다 무거운 부하로 들어 올려야 한다. 이와 같이 운동의 강도를 증가시켜 과부하를 가져올 수 있다(Pollock et al, 1978).

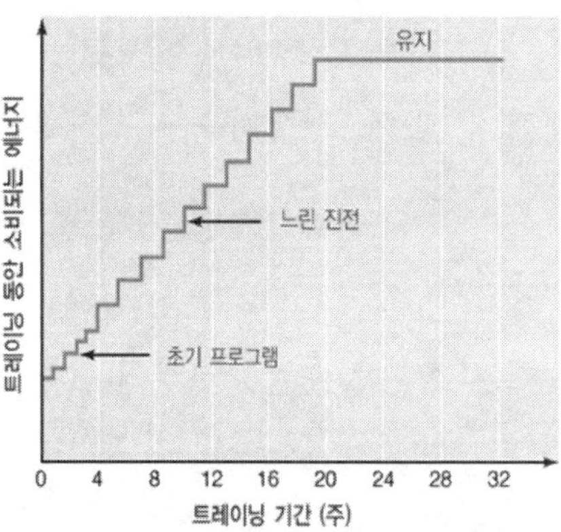

그림 **5-4.** 트레이닝 진전과 유지

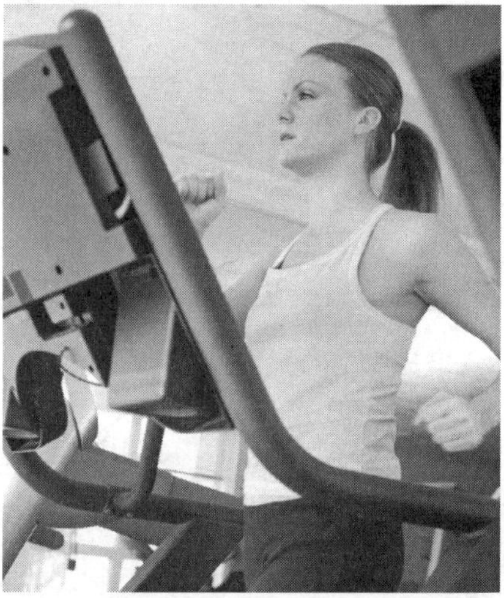

그림 **5-4.1.** 달리기는 하체 근력 및 근지구력을 향상시킨다.

2) 점진성의 원리(Progression principle)

점진성의 원리는 과부하 원리의 연장이며, 트레이닝의 특징에 따라 운동의 질(운동형태 및 강도)과 양(운동시간, 빈도 및 기간)을 점진적으로 증가시키는 것을 의미한다. 트레이닝 프로그램에서 과부하는 일반적으로 운동 프로그램의 처음 4~6주 동안 서서히 증가되어야만 한다. 이러한 초기 기간 이후, 18~20주의 트레이닝 동안 과부하는 계속해서 점진적으로 증가되어야 한다. 여기에서 추가되는 보편적인 지침은 10퍼센트 원칙을 들 수 있다. 이 원칙은 트레이닝 강도 또는 운동 지속시간이 일주일당 10% 이상 증가되어서는 안 된다는 것을 말한다(Powers et al, 2001). 예를 들면, 하루에 40kg의 무게를 들어 올리는 사람이 다음주에는 44kg(40kg의 10%=4kg)이상으로 증가시킬 수 있다.

3) 특정성의 원리(Specificity principle)

특정성의 원리는 운동 트레이닝의 효과가 신체활동에 사용된 근육들에서만 나타난다는 것이다(Roberts & Alspaugh, 1972). 예를 들면, 유산소운동(걷기, 달리기, 마라톤 등)은 호흡 순환계의 개선을 가져올 수 있으며, 웨이트 트레이닝에서 높은 강도와 적은 반복횟수는 근력향상을 위해서 낮은 강도와 많은 반복횟수는 근지구력의 향상을 위해서 실시하여야 한다.

4) 개별성의 원리(Individualization principle)

개별성의 원리는 사람마다 가지고 있는 특성과 삶의 방식이 다르므로 각 개인의 일반적인 특성(성별, 나이)과 신체적 특성(신장, 체중, 체형, 신체구성 등), 사회적인 특성(직업, 생활 형태 등) 및 심리적 특성(성격, 스트레스, 불안 등)을 고려하여 개인의 수준에 맞는 적절한 운동 프로그램으로 운동을 실시하여야 효과를 얻을 수 있다.

5) 회복의 원리(Recovery principle)

운동 트레이닝이후 회복 기간 동안 신체는 지구력을 향상시킴으로써 운동 스트레스에 적응하게 된다. 따라서 운동이후 신체 적응과 향상을 위해서는 휴식이 필수적이다. 대부분의 사람들에게는 24시간에서 48시간이면 충분하다(Powers et al, 2001).

6) 가역성의 원리(Reversibility principle)

신체활동 부족으로 인한 체력 저하는 인체의 조직과 기관을 사용하지 않아 그 기능이 퇴화되었다고 설명할 수 있다. 즉, 트레이닝의 효과를 얻으려면 규칙적으로 운동을 해야만 한다. 짧은 기간 동안의 운동 효과는 상대적으로 운동을 하지 않는 짧은 기간 안에 소멸되지만 오랜 기간의 훈련 효과는 오랜 기간 후에 소멸 된다(Astrand et al, 1970).

2. 운동처방의 구성요소

운동처방에는 체력의 목표, 운도의 형태, 준비운동, 기본운동(운동 빈도, 강도, 지속시간), 그리고 정리운동을 포함하고 있다.

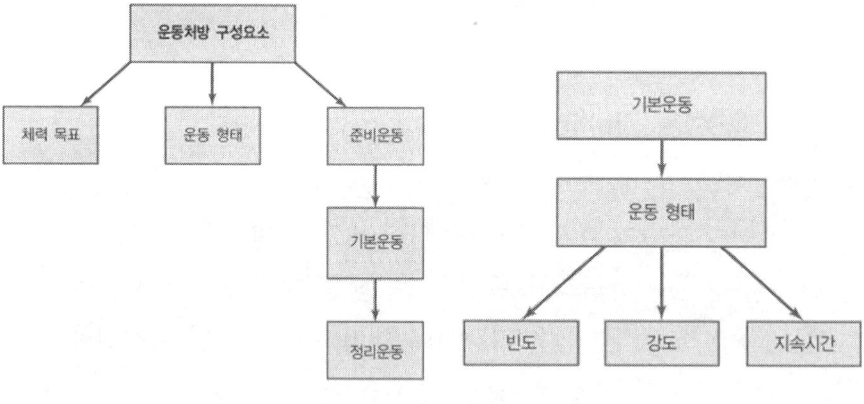

그림 **5-5.** 운동처방의 구성요소

(1) 체력의 목표

건강과 관련된 체력의 각 구성요소들에 대한 운동능력 목표에 도달하기 위해 다음의 지침들을 고려한다. SMART 목표는 특이적이고, 적당하고, 수락가능하고 현실적이며 시간적-특이성이 분명하다.

1) 특이성(Specific)

목표를 제시할 경우, 당신은 무엇을 성취하고 싶은지 정확하게 기술한다. 예를 들면, '나는 12주안에 몸무게를 10kg을 줄일 것이다'라고 진술하기 위해 당신의 목표를 다시 제시한다. 그리고 명확한 목적은 다음과 같다.

- 주당 0.5~1kg을 평균적으로 감소시킨다.
- 매일 기상 시 및 취침 전에 체중을 관찰 한다.
- 매 4주마다 신체구성을 평가 한다.
- 주당 최소 150분 이상의 유산소(걷기, 조깅)운동 및 3일 이상의 근력 및 근지구력 운동을 실시한다.

2) 측정 가능함(Measurable)

목표가 측정 가능해야 한다. 예를 들면, '나는 몸무게를 60kg으로 감소시키겠다.'는 것은 측정이 가능하다.

3) 수용할 수 있음(Acceptable)

목표가 자신이 수용할 수 있는지 확인하기 위해서 자신이 세운 목표의 수행할 시간, 집중할 수 있는 정도와 필요한 기술을 가지고 있는지를 다시 확인할 필요가 있다. 만일 그렇지 않다면, 그것이 당신에게 수용될 수 있도록 목표를 다시 진술할 필요가 있다.

4) 현실적임(Realistic)

목표는 도달할 수 있는 범위 내에 있어야 한다. 예를 들면, 당신의 몸무게 80kg에서 60kg으로 한 달 안에 20kg을 줄이는 목표는 적적하지 못하다. 또한, 너무 쉬운 목표는 운동의 흥미를 잃어버리고 중지할 수 있다.

5) 시간-특이성(Time-Specific)

목표는 항상 완성되는 특이한 시간을 가져야 한다. 너무 짧은 단기계획이나 너무 긴 장기계획은 운동수행에 영향을 미칠 수 있기 때문에 적절한 기간을 가지고 운동프로그램을 실시하는 것이 목표 도달에 긍정적이다.

표 **5-1.** 시간에 따른 운동의 혜택

1주일	운동강도	운동의 혜택
총 150분(축적 시간)	중강도	- 심장병, 당뇨병 발병 위험 감소
총 300분(축적 시간)	중강도	- 대장암, 유방암의 발명 위험을 감소
총 420분(축적 시간)	중강도	- 조기사망의 위험도 더욱 감소 - 다양한 질병 예방

(2) 운동 형태

운동처방에는 실시될 특정 형태의 운동. 예를 들면, 건강관련 체력(심폐지구력, 근력 및 근지구력, 유연성, 신체구성) 중 한 가지를 향상시키기 위한 강도별 운동 형태(걷기, 달리기, 자전거, 수영 등)를 선택할 수 있다.

표 **5-2.** 운동 형태에 따른 운동종목

중강도 운동	고강도 운동
• 빨리 걷기(4.8km/시 이상) • 자전거 타기(25km/시 이하) • 아쿠아 에어로빅 • 테니스(복식) • 댄스 스포츠	• 경보, 조깅, 마라톤 • 수영 • 테니스(단식) • 에어로빅 • 자전거 타기(25km/시 이상) • 줄넘기

(3) 준비운동

준비운동의 목적은 근육 온도를 상승시키고 기본운동에 사용될 근육으로의 혈액 흐름을 증가시키는 것이다(Howley & Franks, 1997). 준비운동은 10~15분의 시간동안 가벼운 체조 및 스트레칭 운동을 포함한다. 이러한 준비운동은 근육과 건의 부상 위험을 최소화할 수 있다.

(4) 기본운동(FITT)

기본 운동에 대한 운동처방의 주된 구성요소는 운동 형태(Type)에 따른 운동의 빈도(Frequency), 강도(Intensity), 지속시간(Time)을 포함하고 있다. 운동 빈도란 처방된 운동형태, 강도, 지속시간으로 구성된 운동프로그램을 주당 실시할 날을 말하며, 권장되는 운동 빈도는 일주일에 3~5일이다.

또한, 운동 빈도의 감소로 일회운동량을 급격하게 높이면 신체적 부담이 매우 커지기 때문에 그로인한 상해를 입을 수 있는 확률이 높아지게 된다. 따라서 일반적으로 운동초기에는 주당 3회로 하는 것이 바람직하다.

운동 강도는 운동처방 중 가장 중요한 요인 중에 하나이며, 운동 시 신체에 가해지는 생리적 스트레스 또는 운동량을 말한다. 기본운동에서의 중요한 측면은 운동지속시간이며, 일반적으로 일주일에 최소 3회 중 1회에 20~60분간 휴식 없이 운동을 해야 한다고 권고했다. 또한, <2008 미국인을 위한 운동 가이드라인>은 1996년에 미국 보건복지부에서 발표한 <운동과 건강: 보건총감 보고서>에서의 '축적(accumulation)' 개념. 즉, 1일에 30분 운동을 한 번에 하지 않고 아침, 점심, 저녁으로 3번 나누어 해도 운동 효과가 누적된다는 사실을 바탕으로 '하루'에 총합 30분이 아니라 '1주일'에 총합 150분의 중강도 운동을 축적하기만 하면 된다는 것이다. 하지만, 1주일에 3일 이상, 1번에 10분 이상 빨리 걷기로 총 150분의 운동량을 채우는 것, 이것이 축적 효과를 볼 수 있는 확실한 운동법이라고 권고했다.

표 **5-3.** 운동 강도 설정을 나타내는 용어

강도의 설정	약어	설명
최대 산소섭취량	Vo2mas (maximal oxygen uptake)	운동 동안 산소를 운반하고 사용하는 최대 능력이며, 즉, 운동 중에 인체가 섭취하는 산소량의 단위시간당(1분간) 최대치
최대심박수	HRmax (maximal heart rate)	유산소 운동능력의 지표이며, 운동시 일분간 심장이 뛸 수 있는 가장 높은 수치의 심박수로 보통(220-나이)로 제시되어 있다.
운동자각도	RPE(rating of perceived exertion)	운동시 자각하는 부담의 정도를 기준으로 만든 주관적 운동 강도
대사당량	METs (Metabolic Equivalents)	휴식시 산소소비량을 말하며, 1METs는 체중 1kg당 1분에 3.5ml의 산소를 섭취하는 것에 해당
최대반복횟수	1RM	한번 들어올릴수 있는 최대의 무게

(5) 정리운동

정리운동은 기본운동 이후 10~15분간의 저강도 운동이다. 정리운동의 기본적인 목적은 혈액이 근육에서 심장으로 되돌아오도록 하는 환류를 촉진시키는 것이다. 또한 운동 후 정리운동을 통해 지연발생 근통증(delayed-onset muscle soreness: DOMS)과 같은 근육 통증 발생을 줄어들 수도 있을 것이다.

참고문헌

1. 스포츠 트레이닝. (2013). 한국운동생리학회. 라이프사이언스.
2. 강형숙, 김기진, 김훈, 노성규, 박상갑, 변재종, 서상훈, 서정훈, 이재문, 장재훈. (1999). 운동과 웰니스. 한미의학.
3. 김기진, 이원재, 이성노, 천우광, 조창모, 안나영, 이태현, 홍창배. (2010). 스포츠와 건강의 과학적 이해. 계명대학교 출판부
4. 장경태, 이정숙. (2005). 건강한 삶을 위한 운동처방기초. 대한미디어.
5. KBS스포츠취재제작팀, 박수현. (2010). 웰니스: 뇌를 바꾸는 운동 혁명. 랜덤하우스.
6. Astrand, P., & Rodahl, K. (1970). Text book of work physiology. McGraw-Hill.
7. Fox, E., Bowes, R., & Foss, M. (1989). The Physiological basis of physical education and athletics. Brown.
8. Howley, E., & Franks, B. D. (1997). Health Fitness: Instructors Hanbook. Champaign, IL: Human Kinetics.
9. Jackson, A. W., Morrow, J. R., Hill, D. W., & Dishman, R. K. (2004). Physical activity for health and fitness, Champaign, IL: Human Kinetics,

updated edition.

10. Pollock, M. L., Wilmore, J. H., & Fox, S. M. (1978). Health and Fitness Through Physical Activity. New York, Prentice-Hall.

11. Powers, S., & Howley, E. (2001). Exercise Physiology: Theory and Application to Fitness and Performance. 4th ed. St. Louis: McGraw-Hill.

12. Roberts, J., & Alspaugh, J. (1972). Specificity of training effects resulting grom programs of treadmill running and bicycle ergometer riding. Medicine and Science in Sports, 4:6-10.

Ⅵ. 나의 운동 계획하기
(운동 프로그램 계획의 실제)

1. 개인별 운동처방 작성(건강관련 체력의 구성요소)

(1) 운동 프로그램 계획

운동 프로그램의 구성은 먼저 개별적인 본인의 체력상태를 파악하고 고려하여 구성될 수 있다. 일단, 본인의 체력 수준이 얼마나 되는지 나의 건강 체력측정의 실제를 알아보았다. 본인의 체력 수준에서 어떻게 전반적으로 체력을 발달시킬 수 있는지 보다 잘 이해하기 위하여 심폐지구력, 근력, 근지구력, 유연성에 대한 운동처방 지침에 익숙해야 한다. 이러한 운동처방은 본인의 건강상태와 체력수준의 진단 및 평가한 자료를 토대로 하여 개인의 건강과 체력 향상을 위해 가장 안전하고 효과적인 운동종목을 찾아 운동 강도, 빈도, 지속시간 등의 구성요소를 포함시켜 개별화된 운동 프로그램을 작성하는 것이다.

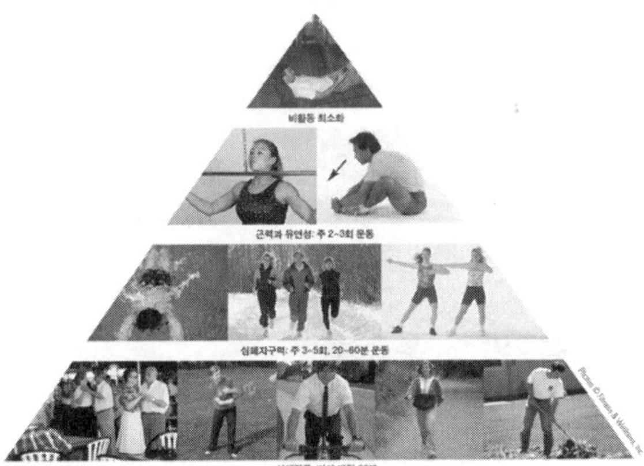
비활동 최소화
근력과 유연성: 주 2~3회 운동
심폐지구력: 주 3~5회, 20~60분 운동
신체활동: 거의 매일 60분

그림 **6-1.** 신체활동 피라미드

표 **6-1.** 운동처방 시

<table>
<tr><th colspan="4">운동처방
(성명 : 홍길동 / 성별 : 남자 / 나이 : 29세)</th></tr>
<tr><th>단계</th><th>시간(분)</th><th>목표</th><th>세부사항</th></tr>
<tr><td>준비운동</td><td>10~15</td><td>워밍업</td><td>걷기 5~10분
스트레칭 5~10분</td></tr>
<tr><td rowspan="2">본운동</td><td rowspan="2">60</td><td>근력 및 지구력 강화
(근력운동 20분)</td><td>크런치 15개 3세트
레그컬 10회 3세트
레그 익스텐션 15회 3세트
덤벨 레터렐레이즈 10회 3세트
스쿼트 10회 3세트</td></tr>
<tr><td>심폐지구력 강화 체지방 감량(유산소운동 40분)</td><td>자전거 타기 10분
빨리걷기(6~8km/시) 30분</td></tr>
<tr><td>정리운동</td><td>10</td><td>쿨다운</td><td>스트레칭 10분</td></tr>
<tr><th colspan="4">생활수칙 및 주의사항</th></tr>
<tr><td colspan="4">1주당 3일 이상, 1회 50분 이상 운동한다.
최소 2일에 1회, 나누어 운동한다.
유산소운동과 저항성운동을 함께하는 순환운동을 한다.
운동일지에 하루 운동량, 운동시간을 체크한다.
먹는 양을 기존의 80% 수준으로 유지하고 적극적인 활동량을 늘리도록 한다.
2주 후에는 운동 강도를 올려 실시한다.</td></tr>
</table>

(출처 : 체육과학연구원)

(2) 심폐 체력을 위한 운동처방

심폐 체력 향상 프로그램은 건강을 유지하고 증진시키는데 크게 기여한다. 일상생활의 활동을 수행하기 위해서는 기본적인 심폐계의 시스템의 강화 없이는 할 수가 없다. ACSM에 따른 심폐계 운동처방 지침 요약을 아래에 제시하였다. 또한, 심폐계의 시스템이 어떻게 발달될 수 있는지 이해하기 위해서는 운동처방의 구성요소인 운동의 형태, 빈도, 강도, 지속시간의 네 가지 요소에 익숙해야 한다. 각 요인들을 간략하게 살펴보도록 하겠다.

표 **6-2.** 심폐계 운동처방 지침

운동 처방	예시
형태	유산소(예 : 걷기, 조깅, 자전거타기, 수영, 에러로빅, 라켓볼, 축구, 계단오르기)
운동강도	여유심박수의 40% / 50~85%
운동시간	20~60분의 지속적인 유산소 운동
운동빈도	주 3~5일

1) 운동 형태

심폐 체력을 발달시키는 운동유형은 유산소이며, 가장 보편적인 형태로는 걷기, 조깅, 자전거 타기, 수영, 댄스, 에어로빅 등과 같이 비교적 운동 강도가 일정하게 유지되는 운동이 안전하고 효과적이다. 일반적으로 운동을 선택할 때 고려해야할 첫 번째는 재미가 있어야 하며, 두 번째는 선택한 운동을 쉽고 편리하게 실시해야 한다. 예를 들면, 달리기는 가장 효과적인 심폐 체력 향상 운동이지만 대부분의 사람들이 빨리 흥미를 잃어버린다. 이러한 경우에는 다른 종류. 즉, 저충격 활동과 고충격 활동 등 다른 형태의 유산소운동을 선택할 수 있다. 다음은 심폐지구력 트레이닝의 기법에 대해 소개하였다.

- 파트렉 트레이닝(Fartlek training)

파트렉 트레이닝은 스피드 플레이로 부르기도 하며, 1930년대 스웨덴에서 개발된 지속 트레이닝 방법으로 장거리 선수들에게 주로 이용되는 트레이닝이다. 흔히 크로스컨트리(cross country) 경기와 유사한 특성이 있어 혼용되기도 한다. 파트렉 트레이닝은 인터벌 트레이닝에서 변형되어 개발된 것으로 언덕이 많은 자연 지형을 이용하여 장시간 달리면서 조깅의 속도에서 아주 빠른 스피드까지 스스로 페이스를 조절하면서 자유롭게 실시하는 것이 특징이다. 트레이닝의 장소는 불안정한 형태를 이루고 있는 산길, 언덕, 모래언덕 등 자연환경의 상태를 그대로 활용하여 느리고 빠른 형태의 달리기를 결합시켜 구성하게 된다. 다음은 30분 파트렉 트레이닝과 크로스컨트리 트레이닝의 예를 보여주고 있다.

표 **6-3.** 30분 파트렉 트레이닝 프로그램

순서	트레이닝 내용	시간(분)	반복횟수(회)
1	몸 풀기를 위한 가벼운 달리기	5	
2	격렬한 달리기-저강도 달리기	2~3	3
3	중강도 달리기	5	
4	저강도 달리기	5	

표 **6-4.** 크로스컨트리 트레이닝 방법

운동종류	주(week)	거리(km)	심박수(회/분)
저강도 장거리	1	6	140~160
저강도 장거리 + 파트렉	2 3 4 5	6 7 8 9	140~160 140~160 140~160 140~160
파트렉	6 7 8 9	7 8 9 10	160~170 160~170 160~170 160~170

– 인터벌 트레이닝(interval training)

인터벌 트레이닝은 지구력 운동의 기초가 이미 형성되어 있으며 자신이 하고 있는 스포츠 종목에서 더욱 경쟁력과 체력 수준을 높이기 위한 트레이닝 기법이다. 인터벌 트레이닝은 다소 짧은 시간의 운동을 반복하면서 그 사이에 휴식 또는 가벼운 운동을 포함하는 운동 기법이다. 일반적으로 고강도 운동 사이에 완전한 휴식을 취하는 형태의 운동을 반복 트레이닝이라고 하고, 고강도 운동 중간에 완전 휴식 대신 가벼운 운동(불완전 휴식)을 취하는 형태의 운동을 인터벌 트레이닝으로 구분하여 부르기도 하지만 혼용되는 경우도 많다. 인터벌 트레이닝은 ① 반복 거리, ② 반복 운동의 스피드(강도), ③ 운동사이의 휴식 시간, ④ 반복횟수를 조절함으로써 트레이닝 목표를 유산소대사 능력 또는 무산소 대사 능력의 향상에 둘 수 있다.

표 6-5. 인터벌 트레이닝 프로그램

순서	인터벌 트레이닝 내용	시간	반복횟수
1	몸을 풀기 위한 가벼운 달리기	5분	
2	앉았다 일어나기 - 최대속력 50% 달리기	30초~2분	
3	팔굽혀펴기 - 100m 전력질주 / 가볍게 달리기를 번갈아가며 실시	30초~2분	
4	15초씩 한 발로 제자리 뛰기 - 최대속력 50% 달리기	30초~2분	
5	제자리 전력 질주 - 점진적으로 속도를 가감하여 150m 달리기(전력 질주와 달리기)	30초~2분	
6	10m 왕복달리기	2~3분	6
7	가벼운 달리기		

2) 운동 빈도

심폐 체력을 유지하고 증진 시키기 위해서는 적당한 운동부하를 주어야 한다. 일반적인 유산소 운동을 위한 운동 빈도는 주 3~5회를 권장하고 있다. 운동 초기에는 기초체력 저하로 인한 운동 시 부상의 위험을 피하기 위해 주 3회의 운동을 권장하며, 4~6주 이후에는 적정 목표 심박수 범위 내에서 주 5회 운동 빈도를 증가시킬 수 있다.

3) 운동 강도

심폐 체력을 높이는데 필요한 운동 강도는 최대산소섭취량(VO_2max)의 약 50% 정도이며, 건강과 관련된 체력을 향상시키는데 권장되는 최적의 운동 강도의 범위는 VO_2max의 50~85%이다.

또한, 일반적으로 널리 쓰이고 있는 심폐 체력 향상을 위한 트레이닝 강도는 심박수를 측정함으로써 간접적으로 관찰할 수 있으며, 유산소 운동 시 적정 운동 강도를 유지하는 데 매우 안전하고 효과적으로 심폐 능력을 발달시킬 수 있는 유용한 방법이다. 최대산소섭취량의 백분율과 최대심박수 백분율과의 상대적 백분율은 같다.

- 심박수 측정법

심박수를 이용하는 방법은 운동 직후 두 번째와 세 번째 손가락을 이용하여 손목의 요골동맥과 목 주변의 경동맥 부위를 10초나 15초 동안 맥박을 측정하여 6이나 4를 곱하면 1분간의 심박수를 알 수 있다.

- 여유 심박수를 이용한 목표심박수(target heart rate: THR) 구하기

먼저 최대심박수를 측정한다. 가장 보편적인 공식 <HRmax = 220 - 나이>으로 자신의 분단 예측 최대심박수를 알 수 있다. 그다음 안정 시 심박수(resting heart rate; RHR)를 측정한다. 안정 시 심박수는 잠에서 깬 직후 편안하게 누운 상태에서 분당 안정 시 심박수를 측정한다. 여유 심박수를 계산한다.

여유심박수 = 최대심박수(HRmax) - 안정 시 심박수(RHR)

카보넨 공식:

목표심박수 = 운동 강도 비율(%) × (최대심박수 - 안정 시 심박수)+ 안정 시 심박수

목표심박수(50~85%)를 결정하고, 카보넨 공식으로 50~85% 범위에 있는 심박수를 산출한다.

- 최대심박수를 이용한 목표심박수(target heart rate: THR) 구하기

이 방법은 단순히 최대심박수에 목표심박수 처방 비율을 곱하여 결

정하는 방법이다.

목표심박수(THR) = 운동 강도 비율(%)×최대심박수(HRmax)

표 **6-6.** 최대산소섭취량의 백분율과 최대심박수 백분율과의 상대적 백분율

최대심박수 백분율 (%HRmax)	최대산소섭취량 백분율 (%VO_2max)
35	30
60	50
70	65
90	84
100	100

또한, 많은 사람들이 운동 시 심박수 대신에 운동 강도를 처방하기 위한 대체방법으로 운동자각도(rate of perceived exertion; RPE)를 이용하고 있다. 그림 6-7에 제시되고 있는 척도는 적절한 목표 수준에서의 운동 시 어려움 또는 운동 시 느끼는 자각도를 개인들이 이용할 수 있게 나타낸 것이다. 또한, 운동 시 심박수는 운동자각도의 값과 일치하는 것과도 관련이 있다.

예를 들면, 운동 강도가 심박수 수준이 150~180bpm 사이가 된다면 '힘들다'와 '매우 힘들다' 사이에서 운동하는 것이 된다. 하지만 실제 주어진 운동 강도와 자신이 느끼는 자각도는 서로 다를 수 있다. 또한, 척도를 나타내는 숫자들은 젊은 사람들을 위한 심박수로도 이용할 수 있다. 각 숫자에 10을 곱하면 운동 시 심박수가 된다. 예를 들면, 운동할 때 심박수가 140bpm 정도(14×10)라면 '약간 힘들다'로 나타낸다.

표 **6-7.** 운동자각도

운동자각 척도(rate of perceived exertion : RPE)	
6 7 8	매우 매우 가볍다
9 10	매우 가볍다
11 12	약간 가볍다
13 14	약간 힘들다
15 16	힘들다
17 18	매우 힘들다
19 20	매우 매우 힘들다

4) 운동 지속시간

일반적으로 심폐 체력을 향상시키는 가장 효과적인 운동 지속시간은 20~60분이다. 하지만, 체중감량을 한 상태에서는 90분까지의 중강도 운동을 해야만 추가적인 체중 증가를 막을 수 있다. 운동을 처음 시작하는 사람이 최대심박수의 75% 수준에서 30분간 지속적인 운동을 하는 것은 신체적인 부담을 줄 수 있으므로 처음에는 걷기와 같은 운동을 먼저 시작하는 것이 바람직하다. 아울러 최대심박수의 약 70%에서 일일 10분씩 3회 운동(적어도 4시간 안에 다시 운동) 또한 체력의 이점을 얻을 수 있음을 제시하고 있다. 비록 지속적은 30분의 운동만큼의 체력 향상의 이득을 얻을 수는 없지만 틀림없이 심폐계의 시스템에 유의한 이점을 준다.

(3) 근력과 근지구력을 위한 운동처방

근력과 근지구력을 향상시키기 위해 보편적으로 웨이트 트레이닝 또는 근력 트레이닝을 한다. 규칙적인 근력 트레이닝은 여러 가지 측면에서 건강에 유익하다. 잘 계획하고 수행된 운동 프로그램은 증가된 근력과 근지구력을 기본으로, 근육의 균형적 발달. 건과 인대의 근력 및 골밀도의 향상을 이끈다.

근력과 근지구력은 기본적인 건강관련 체력요소이고 앉기, 걷기, 달리기, 물건을 들고 나르기, 집안일 하기, 그리고 레크리에이션 활동을 즐기는 것 같은 일상의 활동에서 최적의 수행을 위한 중요한 웰리스의 요소 중 하나이다. 이러한 근력과 근지구력 발달의 효과는 다음과 같다.

표 **6-8.** 근력과 근지구력 발달의 효과

근력 훈련의 혜택	고령자의 근력 훈련의 혜택
• 관절과 근육의 부상 발생율 감소 • 근력 감소율 지연 • 골다공증 예방에 도움 • 안정 시 대사율 상승 효과 • 만성적인 요통 감소 • 고혈압과 당뇨의 발생 위험 감소	• 균형감을 향상시키고 이동성을 회복 • 더 쉽게 팔을 들어 올리고 도달시킴 • 상해와 낙상 위험 감소 • 뼈를 자극하고 뼈의 무기질 농도를 유지하여 골다공증의 위험 감소

1) 근력 트레이닝의 이해

개인의 특성에 맞는 종목을 선택하고 과훈련에 의한 부상을 방지하는 효율적인 근력 향상을 위해서는 아래에 제시한 근력 트레이닝의 원칙에 특히 주의를 기울여야 한다. 스포츠 특히, 점진적 저항운동(progressive resistance training; PRE)의 개념은 근력과 근지구력 운동 프로그램에 적용된 과부하 원리의 응용이다. 점진적 저항운동은 근력과 근지구력이 증가되면 근육이 운동해야 하는 부하는, 근력과 근지구력의 증가를 가져오기 위해, 점진적으로 상승되어야만 한다는 것을 의미하며, 트레이닝의 특정성의 원리는 단련되는 근육만이 근력과 근지구력의 향상을 보인다는 것을 의미한다.

표 **6-9.** 트레이닝의 원리

근력 트레이닝의 원리
• 점진성의 원리 (progression principle)
• 과부하의 원리 (overload principle)
• 개별성의 원리 (individualization principle)
• 특수성의 원리 (specificity principle)
• 다양성의 원리 (variety principle)
• 가역성의 원리 (reversibility principle)
• 의식성의 원리 (consciousness principle)

2) 운동 형태

근력 및 근지구력 훈련 방법의 기본적인 트레이닝 방법의 두 가지 형태는 등척성(Iso-metric)과 등장성(Iso-tonic)이 사용된다. 등척성(정적) 운동에서 근수축은 움직일 수 없는 물건을 밀고 당기는 것 같이 거의 움직이지 않는다. 등척성 운동은 점차적으로 그 사용 방법이 줄어들고 있다. 이유는 등척성 운동에 동반되는 근력은 규칙적인 정적 수축을 요구하는 체조와 같은 스포츠에서 효과적이기 때문이다.

동적 운동은 자신의 몸무게(턱걸이와 팔굽혀펴기)와 프리웨이트(바벨과 덤벨), 고정된 저항 기계(머신), 그리고 등속성 장비로 실시할 수 있다. 이러한 동적인 훈련은 가장 선호되는 운동이다. 동적인 훈련은 운동이 행해질 때 두 가지 행동 상태로 이루어진다. 구심성(단축성, Concentric), 즉 긍정적인 저항(Positive resistance)과 원심성(신장성,

Eccentric), 즉 부정적인 저항(Negative resistance)이다. 구심성 상태에서 근육은 저항을 극복하기 위해서 짧아진다. 원심성 상태에서 근육은 저항을 극복하기 위해 길어진다. 또한, 근력 트레이닝이 일반적으로 가장 많이 선호되면서 새로운 근력 훈련 기구는 등속성 훈련(Iso-kinetic training)을 일으켰다. 이 등속성 운동의 특징은 근 수축 속도가 일정하게 유지되므로 가동범위를 통해 사용자의 힘과 등속성 장비의 저항이 일치하게 된다. 이러한 등속성 운동의 이득은 다른 동적 훈련과 유사하다. 이론적으로 최대의 저항이 모든 각도에서 적용되기 때문에 근력 증가가 더 좋다. 그러나 여러 실험 연구결과에서 이런 형태의 훈련이 동적인 다른 형태의 훈련보다 더 효과적이라고 보고되지는 않았다.

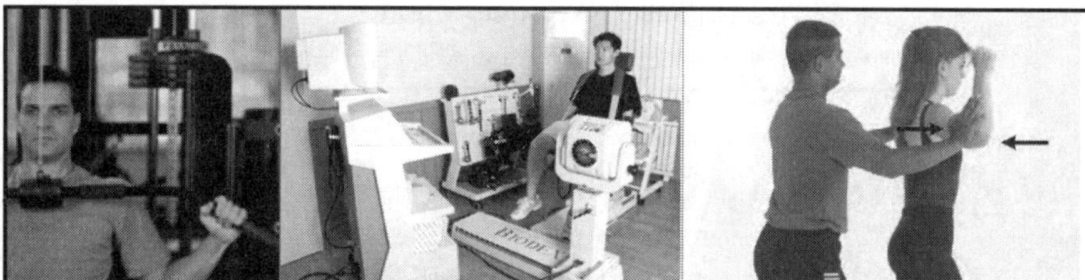

동적 근력 트레이닝	등속성 근력 트레이닝	정적 근력 트레이닝

그림 **6-2.** 근력트레이닝의 종류

- 플라이오메트릭스(Plyometrics)

운동을 지속적으로 하고 있는 사람이라면, 현 상태 보다 더 나은 기량(민첩성, 순발력 등)을 원할 것이다. 플라이오메트릭 훈련은 이러한 민첩성 및 폭발력을 증가시켜주는 훈련 방법이다. 이러한 플라이오메트릭 훈련에 최단시간에 가장 큰 힘의 양을 발휘하는 것이다. 하지만 플라이오메트릭 훈련을 시작하기 전에 무엇보다 체력적인 기초가 뒷받침 되어야 한다. 이 훈련은 원리는 최대 수축을 시작하기 전에 재빨리 근육의 길이를 늘임으로써 실행되며, 가장 보편적인 방법은 높은데서 떨어진 다음, 다시 위로 치솟는 "드롭 점프(drop jump)"이다. 따라서 플라이오메트릭 훈련은 농구, 배구, 높이뛰기, 단거리 경주, 체조와 같은 파워풀한 움직임을 요하는 운동경기에서 인기가 많다. 플라이오메트릭 훈련의 결점은 전통적인 점진적 저항 훈련의 방법과 비교해서 근육, 인대, 관절 등의 손상 위험이 매우 높으며, 이러한 손상은 상자의 높이에 따라 증가하는 것으로 알려졌다.

3) 운동 빈도

운동 빈도는 일반적으로 주당 2~3회 정도를 실시하고, 분할(상체, 하체로 하루씩 분리) 운동을 한다면 더욱 자주 해야 한다. 훈련에 익숙하지 않은 비훈련자의 경우에는 최대근력 10RM 강도로 5세트를 실시하는 하체 트레이닝은 2일 후면 90~94% 정도 회복된다. 따라서 일주일에 2~3회 정도의 정기적인 운동 빈도가 적절하다고 보고되고 있다. 이와 반대로 훈련에 적응된 훈련자는 비록 전신운동일지라도 일주일에 2~3회 빈도도 소화할 수 있다. 또한 하체 및 상체로 나눈 분할 운동법의 실시는 일주일에 3~4회 정도 권장된다.

표 **6-10.** 근력 훈련처방 가이드라인

근력 훈련처방 가이드 라인	
형태	신체의 주요한 근육군을 포함하는 8~10 동적인 근력 훈련 운동들
저항	거의 피로를 느낄 정도로 수행하는 3~20회 반복할 수 있는 저항(반복 횟수는 선택할 수 있다 : 당신은 3~6, 8~12 또는 16~20반복 횟수를 사용할 수 있다)
세트	최소 1셋트
빈도	비연속적으로 실시하며 주당 2~3일

표 **6-11.** 다양한 근력 훈련 프로그램의 가이드라인

근력훈련 프로그램	저항	세트	세트사이 휴식*	빈도 (주당 운동 횟수)**
일반적인 체력	3~20 최대반복	1~3세트	2분	2~3회
근력운동선수	1~6 최대반복	3~6세트	3분	2~3회
보디빌딩	8~20 거의 최대반복	3~8세트	최대 1분까지	4~12회

* 세트 사이의 회복 시간은 다른 근육군을 사용하는 운동을 번갈아 함으로써 감소될 수 있다.
** 주당 운동 횟수는 분할법을 사용함으로서 증가될 수 있다.

4) 운동 강도(저항)

운동 강도는 근력 운동에 있어서 가장 중요한 요소이며, 저항(Resistance)은 심폐 체력의 운동처방에서의 강도와 같은 의미로 사용된다. 근력 훈련에서는 최대근력(One repetition maximum; 1RM)의 측정을 통해서 운동 강도를 설정하며, 근력의 향상을 위해서는 1RM의 약 80%의 강도(저항)가 권장된다.

표 **6-12.** 1RM의 80%에서 실행된 반복횟수

운동 종목	Trained		Untrained	
	남자	여자	남자	여자
Legpress	19	22	15	12
Lat pulldown	12	10	10	10
Bench press	12	14	10	10
Leg extension	12	10	9	8
Sit-up	12	12	8	7
Arm curl	11	7	8	6
Leg curl	7	5	6	6

근력운동을 위한 운동 강도 설정은 사전에 1RM을 기준으로 강도를 설정한 뒤 운동을 하게 되면 그에 따른 운동 효과를 기대할 수 있다. 하지만 계속적인 1RM의 결정 시 소요되는 많은 시간이 오히려 훈련에 방해가 되는 요인인 될 수 있어 지금까지 많은 지도자나 코치들은 근력의 증가를 위해 개인이 3~12회 최대 반복하는 것이다. 예를 들면, 어떤 사람이 15~20회를 든다면 저항을 5~10kg을 더 올려 그 사람이 12회까지만 반복할 수 있도록 해야 한다. 하지만 근력의 향상은 1RM의 80% 이하, 또는 이상으로 할 때도 당연히 일어난다. 그래서 ACSM은 3~20 RM의 범주를 권장하며, 개인들은 개인의 선호에 기초해서 반복 횟수를 선택할 수 있다.

표 **6-13.** 1-RM의 백분율과 최대반복횟수 및 기대효과

1-Rm 백분율(%) (최대근력에 대한 비율)	RM (최대반복횟수)	기대효과
100 95 93	1 2 3	집중력(신경계), 근력
90	4	집중력, 근비대, 근력
87 85 80 77 75	5 6 8 9 10~12	근비대, 근력
70	12~15	근비대, 근력, 근지구력
67 65 60 50	15~18 18~20 20~25 30~	근지구력

5) 운동 시간

운동 시간은 운동 강도, 반복횟수, 세트 수, 그리고 휴식시간에 따라 결정된다. 숙련된 선수는 훈련되지 않는 선수에 비해 많은 운동량이 요구되는데 연구자들은 여러 번 반복하는 세트 프로그램이 근력 개선에 보다 효과적이라고 보고하고 있다. 멈추지 않고 실행되는 반복횟수를 세트(set)라고 부르며, 10RM의 경우 1세트는 10회의 반복횟수로 기록된다. 일반적인 근력 향상을 위해서 1~3세트가 권장되고 있다.

초보자는 보통 1RM의 약 50%를 사용하여 운동 당 1~2세트의 가벼운 준비운동을 실시한 후 1~3세트를 실시할 것을 권장한다. 이때 한 세트의 반복 횟수를 근육이 피로하게 될 정도로 실시하는 것이 중요하다. 또한 서로 다른 근육의 운동을 실시 할 경우, 2~3가지의 근육군의 운동을 같이하는 순환훈련(Circuit training)을 통해 시간을 효율적으로 운영할 수 있다.

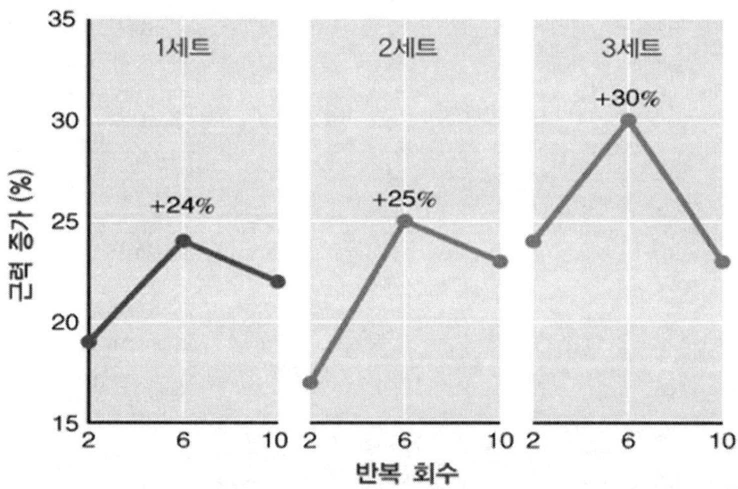

그림 **6-3.** 반복횟수에 따른 근력 증가 비율(일주일에 3일, 12주간 운동)

(4) 유연성을 위한 운동처방

유연성의 유지와 향상은 건강한 삶의 질을 높이는데 매우 중요한 요소 중 하나이다. 유연성 트레이닝의 효과에 대한 일반적인 내용은 운동 이전의 준비운동(스트레칭)이 운동 중의 근육, 인대, 그리고 관절의 부상 발생을 줄인다고 제시하고 있다. 하지만, 최근의 연구에서 아직 충분한 과학적 근거 자료가 뒷받침되고 있지는 않으며, 오히려 충분히 워밍업이 이루어지지 않은 상태에서의 과한 스트레칭이 부상을 초래할 수도 있다고 하였다. 따라서 준비운동과 정리운동 시 정적 스트레칭과 동적 스트레칭을 균형 있게 실시(자신의 신체조건, 종목 등을 고려) 해야 하며, 유연성 트레이닝을 위한 시간을 따로 할애하여 실시하게 되면 효과적이다.

표 **6-14.** 유연성 트레이닝의 효과

유연성 트레이닝의 신체적, 심리적 효과	
운동의 기능적 범위 증가	신체 자세와 근육 불균형의 교정
요통 및 상해의 감소	근 피로 및 근육의 과도한 긴장 감소
지연성 근통증(DOMS)의 감소	근육힘줄(근건) 연접부의 확장성 향상
운동 기술과 근신경의 효율성 향상	운동 수행능력 향상
정신적 스트레스와 긴장 이완	개인적 즐거움과 만족

1) 유연성 트레이닝 설계를 위한 지침

유연성 운동은 초보자들은 반복횟수를 3회를 실시하며, 점차적으로 5회까지 반복실시 하는 것이 중요하다(ACSM, 1995). 또한 정적 스트레칭을 실시하는 최적의 시간은 ACSM(1995)에서 신장된 자세(range of motion; ROM: 관절가동범위)가 적당하다고 느낄 때가지 유지할 것을 권장하고 있다(일반적인 지속시간은 10~30초). 또한, 스트레칭 프로그램을 실시할 경우 표 7.15와 같은 지침을 참고하여 개별화된 프로그램을 제시해야 한다.

표 **6-15.** 스트레칭 프로그램을 위한 지침

스트레칭 프로그램을 위한 지침
• 스트레칭을 하기 전, 체온과 ROM을 증가시킨다. • 관절의 ROM을 증가시키기 위해서는 협응근도 신장시켜야 한다. • 주동근 근육 뿐만 아니라 길항근도 신장시킨다. • 신장시키려는 근육에 초점을 맞추어 근육을 이완시키고 신체의 움직임을 최소화시키다. • 신장의 유지는 10~30초간 한다. • 신장시키는 최대 움직임을 고통이 없는 범위 내에서 실시해야 한다. • 신장시키는 동안 호흡은 천천히 규칙적으로 이루어져야 한다.

표 **6-16.** 유연성 운동 설계를 위한 지침

유연성 운동 설계를 위한 지침
• 형태 : 정적/동적 스트레칭, PNF 스트레칭 • 운동종목의 수 : 10~12가지 • 빈도 : 최소 주 3회 • 강도 : 고통이 느껴지기 전까지 실시 • 운동유지시간 : 10~30초 • 반복 : 3~5회 • 운동 전체시간 : 10~30분

2) 운동 형태

유연성을 증진시키기 위한 보편적인 스트레칭 형태는 동적 스트레칭, 정적 스트레칭, 그리고 고유수용기적 근신경 촉진법(proprioceptive neuromuscular facilitation; PNF)으로 나눌 수 있다. 동적 스트레칭은 다시 다이내믹(동적) 스트레칭(dynamic stretching)과 볼리스틱(탄성) 스트레칭(ballistic stretching)으로 구분하고 있다. 하지만 아직도 동적과 탄성 스트레칭을 혼동하여 사용하고 있다. 탄성 스트레칭은 스윙, 바운스, 점핑 등의 동작에 반동을 주면서 하는 방법으로 동작을 하는 동안 빠르고, 갑작스런 움직임으로 근육의 미세외상, 건의 부상, 그리고 지연성 근통증(DOMS)을 야기할 수 있어, 최근에는 권장되지 않고 있다. 또한 동적 스트레칭은 반동을 이용하지 않고 자신의 동작 법위 내에서 부드러우면서도 적극적인 동작으로 스포츠 특이적 동작과 관련되어 실시한다. 반면에 정적 스트레칭은 유연성 향상에 매우 효과적이며, 현재까지 많은 사람들이 기본적인 스트레칭 동작으로 사용하고 있다. 정적 스트레칭은 근육의 길이를 늘인 다음 일정 시간동안(20~30초 정도) 자세를 유지하는 방법으로 이러한 유형의 스트레칭은 통증과 부상의 위험이 적고, 많은 유연성 향상 프로그램에 권장되고 있다.

PNF 스트레칭은 현재 인기를 얻고 있는 스트레칭 방법으로 이 기술은 ‘수축-이완’ 방법에 기초하여 보조자를 필요로 한다.

① 운동을 도와주는 사람(보조자)은 요구된 신전의 방향으로 천천히 밀어 최초의 힘을 제공한다. 이러한 첫 번째 신전은 완전한 동작범위를 커버하지는 못한다.

② 보조자에 의한 신전 후 보조자의 힘에 반대 방향으로 힘을 적용시켜, 실행자의 최초 각도를 유지하려고 노력한다.

③ 이러한 상태, 즉, 등척성 수축 상태로 5~6초간 유지시킨 후에 실행자는 스트레치라고 하는 신전된 근육은 완전히 이완시키며, 보조자는 그 후 더 큰 각도를 위해 천천히 신전 각도를 증가시킨다.

④ 등척성 수축을 4~5초간 반복하고 그 후 스트레치된 근육은 다시

이완된다. 보조자는 다시 천천히 신전 각도를 증가시킬 수 있다.

⑤ 위 1~4단계를 가벼운 통증을 느낄 정도까지 두 번에서 다섯 번 정도를 반복하고, 다섯 번째 시도에서는 최종 스트레치된 자세를 15~30초 동안 유지하게 된다.

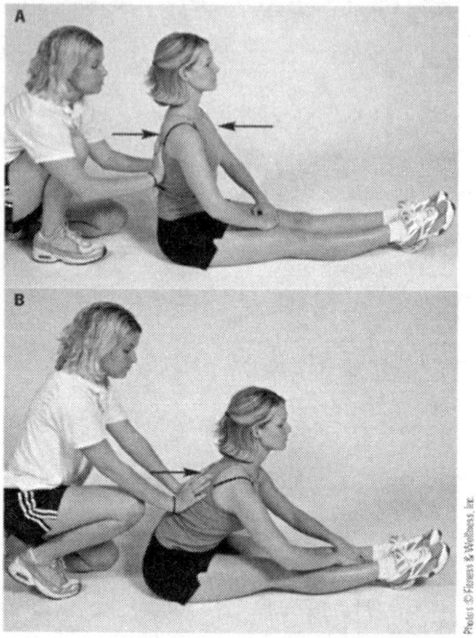

그림 **6-4.** PNF 스트레칭 기술

표 **6-17.** 유연성 프로그램의 보기

주	단계	자세 지속시간	반복횟수	빈도 (회/주)
1	초기	15초	1	1
2	점진적 진전	20초	2	2
3	점진적 진전	25초	3	3
4	점진적 진전	30초	4	3
5	점진적 진전	30초	4	3~4
6	점진적 진전	30초	4	4~5
7	유지	30초	4	4~5

3) 운동 빈도

유연성의 주당 빈도수는 최소 2~3일 수행되어야 하며, 더욱 효과적 유연성 향상을 위해서는 일주일에 5~7회, 거의 매일 수행을 되어야 한다.

4) 운동 시간 및 반복 횟수

유연성의 향상을 위한 반복 횟수는 2~4회이며, 많은 선행연구에서 유연성의 증진을 위해서는 1회당 시간 15~30초 동안의 운동 시간이 ROM 증가를 위해 가장 적합하다고 제시하고 있다(Roberts & Wilson, 1999). 또한 과도한 유연성 운동에 의한 상해에 민감한 사람들은 매 20초까지 신전시키는데 제한적이다. 따라서 개인의 전반적인 체력상태 등을 고려하여 안전하고 효율적인 유연성 운동을 위해서 적절한 시간과 반복 횟수를 조절해야 한다.

참고문헌

1. 강형숙, 김기진, 김훈, 노성규, 박상갑, 변재종, 서상훈, 서정훈, 이재문, 장재훈. (1999). 운동과 웰리스. 한미의학.

2. 고기준, 고성경, 김기진, 박상갑, 신원태, 양정옥, 이영익, 이종삼, 임강일, 장인현, 정연수, 하 성. (2008). 웰빙시대의 맞춤운동과 건강. 한미의학.

3. 스포츠 트레이닝. (2013). 한국운동생리학회. 라이프사이언스.

4. 송홍선, 김용규, 김덕진, 김리나. (2010). 체육지도자 훈련지도서(스쿼시). 체육과학연구원.

5. 장경태, 이정숙. (2005). 건강한 삶을 위한 운동처방기초. 대한미디어.

6. 트레이닝론. (2002). 1급 경기지도자연수교재. 체육과학연구원.

7. ACSM. (1995). ACSM's guidelines for exercise testing and

prescription. Baltimore: Williams & Wilkins.

8. ACSM. (2006). ACSM's guidelines for exercise testing and prescription. Baltimore: Williams & Wilkins.

9. Borg, G. (1993). Perceived Exertion: A Note on History and Methods, Medicine and Science in Sports and Exercise. 5: 90-93.

10. DeBusk, R. F., Stenestrand, U., Sheehan, M., & Hakell, W. L. (1990). "Training Effects of Long Versus Short Bouts of Exercise in Healthy Subjects." American Journal of Cardiology. 65: 1010-1013.

11. Hoeger, W. W. K., Hopkins, D. R., Barette, S. L., & Hale, D. F. (1990). "Relationship Between Repetitions and Selected Percentages of One Repetition Maximum: A Comparison Between Untrained and Trained Males and Females," Journal of Applied Sport Science Research. 4: 47-51.

12. Kravitz, L., & Heyward, V. H. (1995). Flexibility training. Fitness Management. 11: 32-38.

13. Roberts, J. M.,& Wilson, K. (1999). Effect of stretching duration on active and passive range of motion in the lower extremity. Br J Sports Med, 33(4): 259-263.

14. Tudor, O. B. (1999). Periodization: theory and methodology of training. 4th ed, Human Kinectics Publishers.

15. Tudor, O. B., & Haff, G. G. (2009). Periodization: theory and methodology of training. 5th ed, Human Kinectics Publishers.

Ⅶ. 내가 운동할 때 언제 무엇을 먹어야 할까?

1. 운동과 필수 영양소

(1) 필수 영양소는 무엇인가?

영양섭취는 건강과 웰리스를 위한 필수조건이다. 인체가 필요로 하는 필수 영양소는 탄수화물, 지방, 단백질, 비타민, 무기질, 그리고 수분이다. 이 중 다량 영양소(macronutrients)는 탄수화물, 지방, 단백질, 물로 구성되어 있다. 이러한 영양소들은 하루에 요구하는 양이 많기 때문에 다량 영양소로 언급되며, 신체조직을 합성하고 유지하는데 필수적이고, 신체활동을 위한 에너지 공급 역할을 하고 있다. 미량 영양소(micronutrients)는 비타민과 무기질 같은 신진대사를 돕는 대부분의 영양소는 매우 적은 양이 필요하기 때문에 미량 영양소라고 한다.

(2) 하루 식이섭취권장량

건강하고 효율적인 영양소 섭취를 위하여 하루 영양섭취기준(Dietary Reference Intake; DRI)을 개발하였으며, DRI는 영양권장량(Recommended Dietary Allowances; RDA)이 대체되고 확장된 것이다. DRI는 식이의 계획과 평가를 위한 권장량을 포괄적으로 제시하고 있다.

- 영양권장량(RDA)

영양권장량(Recommended Dietary Allowances; RDA)은 모든 건강한 사람들의 평균 1일 식이섭취량을 나타내며, 영양소의 적정량을 고려해서 만든 일일 영양 필요량이다.

- 적정섭취량(AI)

적정섭취량(Adequate Intake; AI)은 건강한 사람들의 영양소 섭취량을 관찰이나 실험으로 결정하는 것을 기본으로 1일 섭취 기준을 권장하는 것이다. 광범위한 과학적 데이터가 유용하지 않기 때문에 RDA를 사용할 수 없을 때는 제한된 데이터가 합리적 판단을 제공할 수 있는 AI를 이용할 수 있다.

- 영양허용 섭취정도 범위(AMDR)

영양허용 섭취정도 범위(Acceptable Macronutrient Distribution Range; AMDR)는 필수영양소의 부작용의 위험 없이 적절한 섭취를 하는 동안 만성질환의 감소된 위험과 관련된 특수에너지 자원을 위한 섭취 범위로 상한선(UL)과 하한선(LL)을 갖는다.

- 예상적정요구량(EAR)

예상적정요구량(Estimated Adequate Requirement; EAR)은 특정 나이와 성별의 건강한 사람들의 절반 정도에게 요구되는 추정 영양 섭취량이다. EAR을 계산하기 위해 충분한 과학적 데이터가 사용되지 않을 때는 적정섭취량(AI)을 사용한다.

(3) 식이균형

건강한 식이 균형을 유지하기 위하여 주요 식품군을 구분한 식품 피라미가 있다. 식품군은 곡류, 채소류, 과일류, 유지방류, 그리고 육류, 콩류 등으로 분류된다.

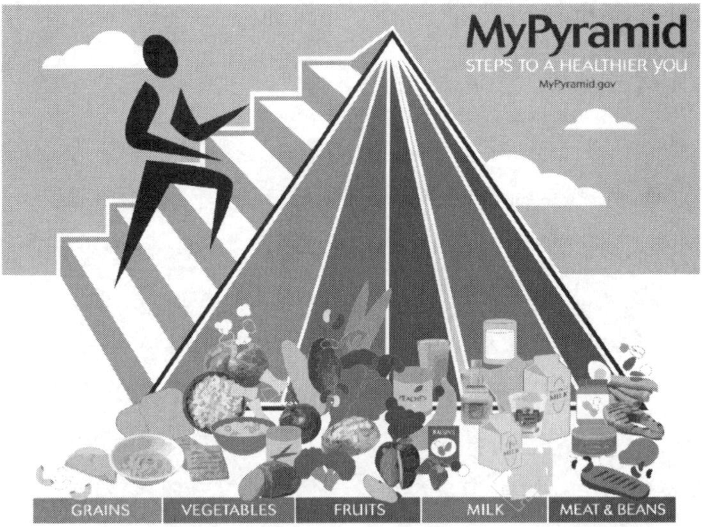

그림 **7-1.** 식품 가이드라인인 마이피라미드(www.MyPyramid.gov)

표 **7-1.** 식품 가이드라인

곡류	채소류	과일류	우유	육류
매일 최소 85g의 통곡물 시리얼, 빵, 크래커, 밥 또는 파스타 28g = 빵 1쪽 아침 시리얼 1컵 또는 밥, 시리얼, 파스타 1/2컵	브로콜리, 시금치, 녹엽 채소 먹기 당근과 고구마와 같은 주황색 채소 먹기 핀토콩, 강낭콩과 같은 마른 종류 먹기	다양한 과일 신선, 냉동, 통조림 또는 건조 과일 선택하기 과일주스 마시기	우유, 요구르트 유제품 선택 시 저지방이나 무지방 섭취 우우류를 섭취하지 않을 경우, 무유당 제품, 강화식품과 음료로서 칼슘이 풍부한 식품 섭취	저지방, 살코기, 가금류 선택 벗기고, 끓이거나 굽기 다양한 단백질 섭취-생선, 콩, 견과류, 배아 선택
2,000칼로리 식사, 아래에 있는 각 식품군에서 총량 필요, 당신에게 맞는 양을 알기 위해 MyPyramid.gov.로 가라.				
매일 170g	매일 2 1/2컵	매일 2컵	매일 2컵 (아동 2~8세, 2컵)	매일 156g

(4) 필수영양소

1) 탄수화물

탄수화물은 3개의 기본 에너지 영양소 중 하나로 보통 탄수화물은 1g에 약 4kcal 정도의 에너지를 함유하고 있다. 탄수화물은 빵, 곡물, 과일, 채소 등에 많이 들어있다. 탄수화물은 단순 탄수화물과 복합 탄수화물로 분류될 수 있다.

단순 탄수화물은 표 8-1과 같이 단당류와 이당류로 구성되어 있다. 이 중, 포도당인 글루코스는 자연적인 형태 그대로 인체에 의해 사용될 수 있어 단순 탄수화물 중에서 가장 중요하며, 평소 가장 많이 섭취하는 식품이기도 하다. 고탄수화물 식이는 혈당의 수치를 일반적으로 1시간 안에 급격하게 상승시킨다. 혈당지수(glycemic index; GI)는 특정 식품의 혈중 포도당 수준의 증가의 양과 비율상의 영향을 나타내는 지수이다. 일반적으로 많이 정제된 당류를 포함하는 식품인 베이글, 흰빵, 감자 등은 고혈당지수를 나타낸다. 반면 콩과 같은 고섬유질 식품은 낮은 혈당지수를 가지고 있다(표 8-2).

표 **7-2.** 탄수화물의 주요 형태들

단순 탄수화물	
단당류	이당류
포도당(glucose) 과당(fructose) 갈락토스(galactose)	자당(포도당+과당) 유당(포도당+갈락토스) 맥아당(포도당+포도당)
복합 탄수화물	
다당류	섬유소
전분(starches) 덱스트린(dextrins) 글리코겐(glycogen)	셀룰로스(cellulose) 헤미셀룰로스(hemicellulose) 펙틴(pectins) 검(gums) 무시라게(mucilages)

표 **7-3.** 혈당지수

고혈당지수 (〉85)	중혈당지수 (60~85)	저혈당지수 (〈60)
베이글	통겨 시리얼	사과
흰 빵 그리고 통밀 빵	구운 콩	사과소스
사탕	바나나	체리
당근	옥수수	이집트콩
콘프레이크	포도	대추야자
콘시럽	오트밀	무화과
크래커	오렌지주스	과당
꿀	파스타	아이스크림
감자	포테이토칩	강낭콩
건포도	쌀	렌즈콩
탄산음료	쌀, 긴 곡물	탈지우유
스포츠음료	스파게티	흰 강낭콩
자당	정제되지 않은 호밀빵	배
	참마	건포도
		토마토 수프
		요구르트

혈당지수는 탄수화물 식품의 소화 및 흡수율과 혈중 당분 수준에 대한 결과적인 영향을 측정한 것이다. 기본수치는 100으로서 포도당의 구강 섭취에 대한 반응에 근거한다. 그러나 몇몇 식품의 혈당지수는 개인차를 나타낸다.

복합 탄수화물은 단순 탄수화물 분자가 결합된 형태로 그 예로는 전분, 덱스트린, 그리고 글리코겐 세 가지로 구분된다. 전분은 흔히 곡류, 씨앗, 견과류, 감자, 콩류 등에서 발견된다. 건강한 식이섭취는 전분 급원이 가장 풍부한 곡류로부터 가장 많은 에너지가 공급되는 것이 좋다. 그리고 전분은 인체 내 에너지 사용을 위해 글루코스로 전환된다. 덱스트린은 열에 의해 건조된 전분 분자가 가수 분해될 때 형성된다. 글리코겐은 포도당 분자의 합성으로 형성되며, 주로 간이나 근육에 저장되어 있다. 에너지를 필요로 할 때 근육과 간에 저장된 글리코겐이 분해되어 글루코스를 생성해주고 생성된 글루코스는 에너지로 전환되어 쓰이게 된다.

식이섬유는 복합 탄수화물의 한 형태로써, 주로 전곡류, 시리얼, 빵, 과일, 채소 그리고 콩 등에 많이 함유되어 있다. 섬유소는 한국의 사망률 1위인 암 및 심혈관 질환의 발병 위험을 감소시키며, 인체 내 콜레스테롤의 수치를 낮추는 효과가 있다. 섬유소의 섭취가 부족하게 되면 변비, 치질, 쓸개염, 비만 등의 건강 문제가 발생하게 된다. 50세 이하의 성인을 위한 섬유소의 하루 섭취권장량은 여성의 경우 25g이며, 남성의 경우는 38g이다. 50세 이상의 사람들은 여성 21g, 남성 하루 30g 정도의 섭취가 권장되고 있다. 최근 연구에서 하루 30g의 식이섬유를 섭취하면 심장마비, 결정암, 유방암, 당뇨 등을 유의하게 감소시킬 수 있다고 제시하고 있다.

섬유소 섭취를 증가시키기 위한 방법

- 되도록 다양한 야채를 섭취한다.
- 껍질을 포함한 과일을 되도록 많이 섭취한다.
- 최소한 5인분의 과일과 채소, 3~6인분의 전곡으로 만든 빵, 시러얼, 콩류를 매일 먹는다.
- 가공 처리가 덜 된 음식을 먹는다.
- 알약이나 분말 형태보다는 음식으로부터 섬유소를 섭취한다.
- 잘 먹어보지 않은 과일이나 야채의 섭취를 시도한다.
- 식이섭취에서 섬유소 섭취가 증가한다면 수분의 섭취를 충분하게 한다.

탄수화물의 에너지원으로서 장점과 단점

탄수화물의 장점

- 산소 1리터당 5칼로리 정도로 높은 에너지 생성을 한다.
- 무산소적 또는 유산소적으로 모두 대사가 가능하다
- 빠른 에너지 대사 경로를 통해 에너지를 제공한다.
- 고강도 운동 중 유일한 에너지원으로 기여한다.

탄수화물의 단점

- 젖산의 축적으로 세포 내 pH가 저하된다.
- 보통 근세포는 내부에 저장된 글리코겐에 의존하며, 글리코겐 저장이 고갈될 때 다소 강한 강도의 운동을 지속할 수 없다.
- 많은 양의 물과 함께 저장된다.(글리코겐 1g당 물 2.7g)

2) 지방

지방은 1g당 9칼로리를 제공하는 가장 주요한 에너지원으로, 세포막의 구성성분, 화학적 에너지의 저장고, 인체의 열을 보존하는 절연체 역할, 외부의 충격 흡수 및 내장 기관 보호, 필수지방산 공급, 그리고 지용성 비타민 A, D, E, K를 운반한다. 지방은 단순지방(중성지방), 복합지방(인지질, 당지질, 지단백), 그리고 유도 또는 파생 지방(콜레스테롤)으로 분류하며, 인체 내에서 중요한 기능들을 수행하고 있다.

① 단순지방

가장 보편적인 단순지방(simple fat)은 중성지방(triglyceride)으로, 글리세롤 한 분자와 지방산 세 분자가 합쳐져 에스터(ester)가 조성되어 있다. 이를 에스터화라고 한다. 중성지방은 음식에 들어있는 지방의 약 95%를 차지하며, 인체 지방의 저장 형태이다. 이러한 중성지방은 운동 동안 분해되어 근육 수축에 요구되는 에너지를 제공하는데 사용되고 있다.

지방산(fatty acid)은 지방의 한 부분체이며, 탄소, 산소, 그리고 수소 원자로 묶여 있다. 탄소와 수소결합의 포화도에 따라 포화와 불포화지방산으로 분류한다. 포화지방산은 동물성 식품(고기 및 낙농제품 등)에서 얻어지며, 실온에서 고체 상태를 유지한다. 이러한 포화지방산은 혈액 내 콜레스테롤 양을 증가시키며, 높아진 콜레스테롤 수준은 관상동맥의 플라크(plaque) 생성을 촉진시켜 심혈관질환을 발생시키는 것으로 알려지고 있다.

불포화지방산(saturated fatty acid)은 식물성 식품인 곡물, 식물성 기름, 그리고 콩 등에서 발견되며, 실온에서 액체 상태를 유지한다. 이러한 불포화지방산은 탄소 분자가 채워지지 않은 결합 또는 이중결합을 포함하고 있다. 단일불포화(monounsaturated) 지방산은 하나의 이중결합을 가지고 있으며, 다중불포화(polyunsaturated) 지방산은 둘 이상의 이중결합을 가지고 있다. 다중불포화지방산 중 오메가-3 지방산(omega-3 fatty acid)과 오메가-6 지방산(omega-6 fatty acid)은 주요 다중불포화지방산이다. 그 중 오메가-3 지방산은 혈액 콜레스테롤과 중성지방 농도를 낮추어 심장질환의 위험을 감소시키는 불포화지방산이며, 신선한 또는 냉동 고등어, 청어, 참치, 그리고 연어에서 주로 발견되고 있다.

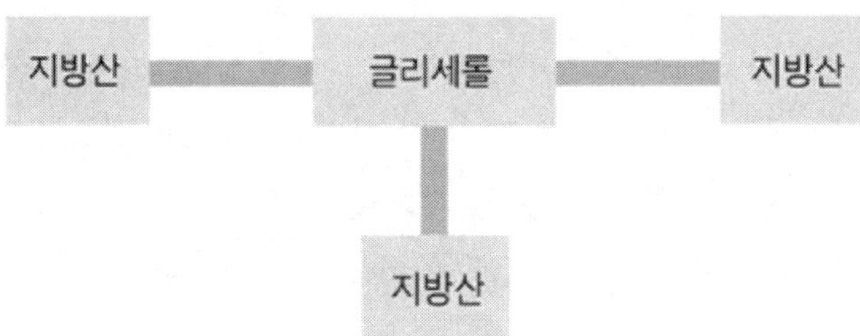

3개의 지방산과 1개의 글리세롤이 합성하여 1개의 중성지방을 형성한다.

그림 **7-2.** 중성지방의 구조

표 **7-5.** 지방산의 종류

지방산의 종류	주된 공급원	실내온도에서의 상태	콜레스테롤의 영향
단일불포화 지방산	카놀라기름과 올리브기름 : 이런 재료로 만들었거나 조리된 음식	액체	LDL 감소 : HDL에 영향을 미치지 않는다
다중불포화 지방산	콩기름, 잇꽃(safflower) 기름, 옥수수기름, 목화씨기름 : 이런 재료로 만들었거나 조리된 음식	액체	LDL과 HDL 감소
포화지방산	붉은 살코기에 들어있는 기름 전유(whole mlid), 버터 : 코코넛기름과 야자기름	고체	LDL과 총 콜레스테롤 증가

② 복합지방

복합지방(compound fat)은 단순지방과 다른 화합물의 결합으로, 예를 들면, 인지질, 당지질, 지질단백질 등이 있다. 그 중 건강과 관련해서 가장 중요한 복합지방은 지질단백질(lipoprotein)이다. 지질단백질은 단백질, 중성지방, 그리고 콜레스테롤이 결합된 형태이며, 분류는 다음과 같다.

표 **7-6.** 지단백의 종류와 조성 성분

구분	지름(nm)	비중(g/ml)	주 구성성분(%)	주요기능	주요 apollpo-protelns
유미미립(chylomicrons)	500	<1.006	85-90% triacylglycerol	식이성 triacylglycerol의 전단	A-Ⅰ, Ⅱ, B-48, C-Ⅰ, Ⅱ, Ⅲ, E
초저밀도 지단백(VLDL)	43	0.95-1.006	50-65% triacylglycerol	간에서 말초조직으로 내생적으로 합성된 triacylglycerol의 전달	B-100, C-Ⅰ, Ⅱ, Ⅲ, E
저밀도 지단백(LDL)	22	1.006-1.063	23-25%단백질 45-50% 콜레스테롤	말초조직으로 cholesterol을 운반	B-100

표 **계속** 지단백의 종류와 조성 성분

구분	지름 (nm)	비중 (g/ml)	주 구성성분(%)	주요기능	주요 apollpo-protelns
고밀도 지단백(HDL)	8	1.063-1.210	55%단백질 24-25% 인지질	간에서 형성 cholesterol 전달의 전환 : 조직으로부터 사용된 cholesterol을 제거하고, 이것을 간으로 보낸다. 유미미립과 VLDL을 위한 apolipoprotein인 C-Ⅱ와 E를 공급	A-Ⅰ, Ⅱ, C-Ⅰ, Ⅱ Ⅲ, D, E

③ 유도지방

유도지방(derived fat)은 단순지방과 복합지방의 결합이며, 가장 좋은 예는 콜레스테롤이며, 육류, 갑각류, 유제품 등을 포함해서 많은 동물성 식품에 들어있다. 많은 콜레스테롤의 섭취는 동맥 혈관벽의 플라크(plaque) 형성 등과 같은 심혈관질환의 위험을 증가시키지만, 정상적인 인체 기능에 필수적인 요소 중에 하나이다. 예를 들면, 세포막 구성, 담즙산 유도(소화 작용), 비타민 D 흡수(뼈의 성장), 그리고 일부 형태의 호르몬(남녀 성호르몬)을 합성하는데 사용된다.

3) 단백질

단백질은 탄소, 수소, 산소와 탄수화물과 지방과는 다르게 추가적인 물질인 질소를 포함하고 있는 아미노산으로 구성되어 있다. 질소는 대부분의 식이단백질의 약 16%를 차지하고 있다. 아미노산은 20가지로 9개는 인체에서 만들 수 없기 때문에 필수아미노산이라고 부르며, 다른 11개의 아미노산은 비필수아미노산으로 불린다.

표 **7-7.** 아미노산

필수 아미노산		비필수 아미노산	
Histidine Isoleucine Leucine Lysine Methionine	Phenylalanine Threonine Tryptophan Valine	Alanine Arginine Asparagine Aspartic acid cysteine Glutamic acid	Glutamine Glycine Proline Serine Tyrosine

완전단백질(complete protein)은 9가지 필수아미노산을 포함하고 있으며, 동물성 식품에만 들어있다. 불완전단백질(incomplete protein)에는 하나 또는 그 이상의 필수아미노산이 포함되지 않았으며, 여러 식물성 식품에 들어있다. 그래서 채식주의자들은 모든 필수아미노산을 섭취하기 위해서는 본인의 식단에 다양한 음식을 포함 시켜야 한다.

표 **7-8.** 연령층 별 체중 1kg 당 단백질의 필요량

연령	g/kg 체중
0.0~0.5세	1.52
0.5~1.0세	1.10
1~3세	1.10
4~8세	0.95
9~13세	0.95
14~18세	0.85
19세 이상	0.8

표 **7-9.** 일반 식품의 단백질 함유

식품	양	단백질(g)
	우유류	
전지우유	1컵	8
저지방우유	1컵	8
체다 치즈	29g	7
요거트	1컵	8
	육류	
쇠고기, 육질	29g	8
닭가슴살	29g	8
런천 미트	29g	5
생선	29g	5
달걀	1개	6
조리된 강낭콩	1/2컵	7
볶은 땅콩	1/4컵	9
땅콩버터	1큰술	4
	채소류	
브로콜리	1/2컵	2
당근	1컵	1
	과일류	
바나나	1개	1
오렌지	1개	1
배	1개	1
	전분류	
밀빵	1조각	3
밀기울 프레이크	1컵	4
도넛	1개	1
마카로니	1/2컵	3
마카로니와 치즈	1/2컵	9
푸른 완두콩	1/2컵	4
감자, 찐 것	1개	3

표 **계속** 일반 식품의 단백질 함유

식품	양	단백질(g)
스포츠음료 또는 바		
게토레이드 뉴트리션 쉐이크	약 311g	18
파워바 프로틴 플러스	1개	24
Endurox4	약 340g	11
단백질 스포츠보충제		
WheyPro	약 28g	22

단백질의 기능

- 촉매작용 : 모든 생화학 반응을 촉진한다.
- 구조적 기능 : 생체의 구조체를 이룬다.
  예) collagen(결합조직), elastin(혈관, 피부조직)
- 운동기능 : 운동에 관여한다.
  예) actin / tubulin(세포골격 단백질)
- 방어기능 : 세포를 보호하는 능력을 갖는다.
  예) keratin(상처 시 조직보호), fibrinogen(혈액응고), immunoglobin (면역체)
- 조절기능 : 조절능력을 갖는다.
  예) insulin(호르몬), growth factor(성장인자)
- 운반기능 : 수송능력을 갖는다.
  예) hemoglobin(산소수송)
- 저장기능 : 필수영양소 저장하는 기능을 한다.
  예) casein(포유동물의 유기질소 공급원)
- 스트레스 반응 : 스트레스에 저항하는 기능을 한다.
  예) heat shock protein(HSP; 열손상 단백질의 분해 촉진)

4) 비타민

비타민은 복합 유기화학 물질로 체내의 다양한 생리 반응을 최적으로 조절하는 필수 물질이다. 이러한 비타민은 성장과 대사의 조절을 포함해서 많은 인체 기능에 핵심적인 역할을 하며, 물과 지방에 용해되는가에 따라 지용성(A, D, E, K)과 수용성(B 복합체, C)으로 분류된다. 이러한 비타민들은 인체 지방에 저장되기 때문에 인체 내 중독 수준까지 축적될 수 있다.

표 **7-10.** 비타민의 주요기능들

영양소	좋은 급원	주요 기능	결핍증(상)
비타민 A	우유, 치즈, 계란, 간, 노란색 및 진초록색의 과일과 채소	건강한 뼈, 치아, 피부, 잇몸 및 머리카락을 갖게 한다. 내적 점막의 유지, 즉, 감염에의 저항성을 증가시킨다. 어두운 빛에서 적절한 시력을 유지하게 한다.	야맹증, 성장 둔화, 감염에의 저항성감소, 거칠고 건조한 피부
비타민 D	강화 우유, 대구 간 오일, 연어, 참치, 계란 노른자	뼈와 치아를 위해 필수적이다. 칼슘과 인의 흡수를 위해 필요하다	구루병(골연화증), 골절, 근육경련/연축
비타민 E	야채오일, 녹황색 채소잎, 마가린, 밀발아, 전곡류와 시리얼	산화 및 정상적인 근육과 적혈구 세포 화학에 관여한다.	다리 경련, 적혈구 파괴
비타민 K	녹색잎 채소, 꽃양배추, 양배추, 계란, 완두콩, 감자	정상적인 혈액 응고를 위해 필수적이다.	다량 출혈
비타민B1	전곡류 혹은 강화빵, 살코기 및 가금류, 생선, 간, 돼지고기, 기관의 육류, 콩류, 땅콩류, 말린 이스트	탄수화물의 적절한 사용과 신경계의 정상적인 기능 유지를 도와준다. 좋은 식욕을 유지하게 해준다.	식욕부진, 어지럼증, 의식장애, 비정상적, 심장박동, 근육경련

표 **계속** 비타민의 주요기능들

영양소	좋은 급원	주요 기능	결핍증(상)
비타민 B2	계란, 우유, 녹색잎 채소, 전곡류, 살코기, 말린 콩류 및 완두콩	탄수화물, 지방, 단백질로부터 에너지 방출을 위해 기여한다. 정상적인 성장과 발달, 좋은 시력, 및 건강한 피부를 위해 필요하다.	입주변의 잘라짐, 피부 염증, 손상되는 시력
비타민 B6	야채, 육류, 전곡류, 살코기, 말린 콩류 및 완두콩	단백질과 지방산 대사를 위해 그리고 정상적인 적혈구 세포의 형성을 위해 필수적이다.	침제/우울, 흥분/민감성, 근육경직, 어지럼증
비타민 B12	육류, 가금류, 생선, 간, 기간의 육류, 계란, 갑각류, 우유, 치즈	정상적인 성장, 적혈구 형성, 신경계 및 소화기계 기능을 위해 필요하다.	균형감 상실, 나약함, 적혈구 수의 감소
니아신	간과 기관의 육류, 육류, 생선, 가금류, 전곡류, 강화빵, 너트류, 녹색잎 채소 및 말린 콩류 및 완두콩	탄수화물, 지방, 및 단백질로부터의 에너지 방출에 기여한다. 정상적인 성장과 발달을 돕고 호르몬과 신경조절물질을 형성한다.	의식장애, 침체/우울, 나약함, 체중감소
비오틴	간, 신장, 계란, 이스트, 콩류, 우유, 너트류, 진녹생 야채들	탄수화물 대사와 지방산 합성을 위해 필수이다.	염증성 피부, 근육통증, 침체/우울, 체중감소
엽산	녹색잎 채소, 기관의 육류, 전곡류 및 시리얼, 말린 콩류	세포 성장과 생식을 위해 그리고 적혈구의 형성을 위해 필요하다.	감염에 대한 저항력 저하
펜토텐산	모든 천연 식품, 특히 간, 신장, 계란,너트류, 이스트, 우유, 말린 완두콩 및 콩류, 녹색잎 야채	탄수화물과 지방 대사와 관련되어 있다.	침체/우울, 저혈당, 하지 경직, 어지럼증, 두통 부상치유가 늦음
비타민 C	과일, 야채	감염에 대항하는 방어 작용을 한다. 콜라겐 조직, 정상적인 혈관, 치아, 및 뼈의 형성에 필요하다.	치아 손실, 출혈, 거친 피부, 흥분/민감성

5) 무기질

무기질은 인체의 정상적인 기능을 위해 필수적이며, 세포를 구성하고 호흡계, 신경 자극 전달, 근수축, 효소 기능, 혈액 응고, 수분 균형 유지를 조절한다.

표 **7-11.** 미네랄의 주요 기능

영양소	좋은 급원	주요 기능	결핍증(상)
칼슘	우유, 요거트, 치즈, 녹색잎 채소, 말린 콩류, 정어리, 연어	강한 치아와 뼈 형성에 필요하다. 건강한 근육 장력, 심박동, 및 신경 기능의 유지에 필요하다.	뼈의 통증과 골절, 치주질환, 근육경직
구리	해산물, 육류, 콩류, 너트류, 전곡류, 곡류	철 흡수와 헤모글로빈 형성을 도와준다. 효소인 cytochrome oxidase 합성에 필요하다.	빈혈(비록 인간에 있어 그 결핍증은 매우 드문 경우임)
철	기관의 육류, 살코기, 해산물, 계란, 말린 완두콩 및 콩류, 너트류, 전곡류 및 강화 곡류, 녹색잎 채소	헤모글로빈의 주요 요소이며 에너지 이용을 도와준다.	영양적 빈혈, 전반적인 무기력증
인	육류, 생선, 우유, 계란, 말린 콩류 및 완두콩, 전곡류, 가고식품	뼈와 치아 형성을 위해 그리고 에너지 방출조절을 위해 필요하다.	뼈의 통증과 골절, 체중감소, 무기력증
아연	우유, 육류, 해산물, 전곡류, 너트류, 계란, 말린 콩류	호르몬인 인슐린과 효소들을 위한 필수 요소이며 정상적인 성장과 발달을 위해 사용된다.	식욕부진, 부상치유 속도가 늦어짐, 피부의 문제
마그네슘	녹색잎 채소, 전곡류, 너트류, 된장, 해산물, 콩류	뼈의 성장과 유지를 위해 필요하며 탄수화물과 단백질의 이용하고 신경 기능 및 온도 조절을 위해 필요하다.	불규칙한 심장박동, 무기력증, 근육 경직, 불면증
나트륨	테이블 소금, 가공 식품들, 육류	체액 조절, 신경 충동의 전달, 심장 활동을 위해 필요하다.	거의 나타나지 않음

표 **계속** 미네랄의 주요 기능

영양소	좋은 급원	주요 기능	결핍증(상)
칼륨	콩류, 전곡류, 바난, 오렌지 주스, 말린 과일류, 감자류	심장 활동, 뼈 형성 및 유지, 에너지 방출의 조절 및 산-염기 조절을 위해 필요하다.	불규칙한 심장 박동, 어지럼증, 무기력함
셀레늄	해산물, 육류, 전곡류	효소의 구성요소중 하나: 비타민 E와 밀접하게 관련되어 기능을 수행한다.	근육통증, 심장근의 약화, 머리카락 손실 및 손/발톱 소실

6) 물

인체의 약 60~70%가 물로 이루어져 있으며, 음식물 소화 및 흡수과정, 에너지 생성과정, 순환과정, 체열조절과정, 세포의 생성 및 재생성과정, 영양소 전달과정 등 모든 인체 내 대사과정에 관여한다. 물은 과일, 야채, 그리고 액체 식품 등 거의 모든 식품에 함유하고 있다.

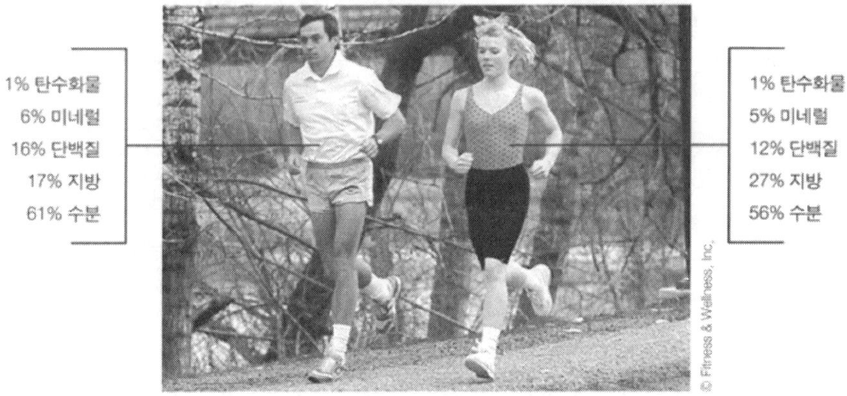

1% 탄수화물
6% 미네럴
16% 단백질
17% 지방
61% 수분
1% 탄수화물
5% 미네럴
12% 단백질
27% 지방
56% 수분
© Fitness & Wellness, Inc.

여성의 지방조직 함유 비율이 높은 건 정상이며, 이는 재생산에 필요한 것이다.

그림 **7-3.** 인체 내 영양소의 대략적인 비율

(5) 체력 및 경기력 향상을 위한 영양 섭취

건강을 위해서 섭취하는 식사는 체력과 경기력을 위한 최적의 것이며, 경기력 향상에 도움을 받기 위해서는 개인의 체력 및 경기시간을 고려하여 적절한 영양 섭취 및 보충이 필수적이다.

1) 경기 전 무엇을 섭취해야 하는가?

경기 전 적절한 식이섭취는 꼭 필수적이며, 특히 지구력 경기나 더운 환경일수록 더욱 필요하다. 음료들은 적절한 수화작용을 돕기 위해 경기 15~30분 전에 마셔야 한다. 일반적인 경기 전 식사 시 고려해야 할 사항은 경기의 시작 시 상대적으로 위를 비워두어야 하며, 위의 부담을 최소화하거나 막도록 도와주어야 한다. 또한 배고픈 느낌이나 머리가 몽롱해짐 또는 피로를 되도록 피해야 한다.

경기 전 식사는 적은양의 단백질과 함께 많은 양의 복합탄수화물로 구성되어야 하며 적당해야만 한다. 경기 전 식사의 좋은 예가 아래에 제시되어 있다.

표 **7-12.** 경기 전 식사의 좋은 예

식사 A	식사 B
오렌지 주스 1잔 오트밀 1그릇 젤리와 토스트 2조각 탈지우유와 복숭아 1조각	저지방 요구르트 1컵 바나나 1개 토스트 베이글 1개 칠면조 가슴살 약 28g 건포도 1 1/2컵

2) 경기 중에는 무엇을 섭취해야 하는가?

경기 중에는 탄수화물을 대부분 에너지원으로 소모하며, 장거리 경기일 경우 추가적인 탄수화물 보충이 도움이 된다. 수분 또한 경기 중

자주 보충을 해줘야 한다. 특히 더운 곳에서 운동을 지속할 경우 수분을 섭취하는 것이 필수적이다.

3) 경기 후에는 무엇을 섭취해야 하는가?

일반적인 경기나 훈련 후에는 평소와 같은 균형 잡힌 식사만으로도 충분하다. 하지만 격렬한 운동 후에는 운동 중 고갈된 탄수화물을 보충하기 위해 탄수화물과 단백질이 많은 음식을 섭취하는 것이 중요하다.

참고문헌

1. 강형숙, 김기진, 김훈, 노성규, 박상갑, 변재종, 서상훈, 서정훈, 이재문, 장재훈. (1999). 운동과 웰리스. 한미의학.
2. 고기준, 고성경, 김기진, 박상갑, 신원태, 양정옥, 이영익, 이종삼, 임강일, 장인현, 정연수, 하 성. (2008). 웰빙시대의 맞춤운동과 건강. 한미의학.
3. 김기진, 이원재, 이성노, 천우광, 조창모, 안나영, 이태현, 홍창배. (2010). 스포츠와 건강의 과학적 이해. 계명대학교 출판부
4. 이명천, 김기진, 김미혜, 김영수, 박현, 이대택, 조정호, 차광석. (2009). 운동영양학 길라잡이. 라이프사이언스.
5. 장경태, 이정숙. (2005). 건강한 삶을 위한 운동처방기초. 대한미디어.
6. Rimm, E. B., Ascherio, A., Giovannucci, E., Spiegelman, D., Stampfer, M. J., & Willett, W. C. (1996). “Vegetable, Fruit, and Cereal Fiber Intake and Risk of Coronary Heart disease Among Men.”Journal of the American Medical Association. 275: 447-451.

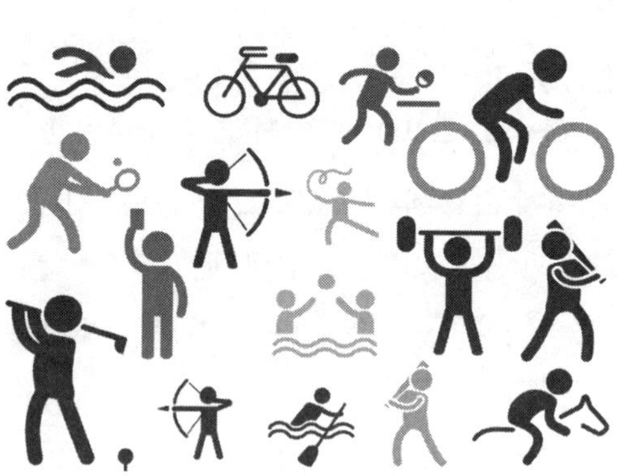

Ⅷ. 나의 목표에 맞는 운동프로그램 계획하기
(근력을 증가시키는 운동방법 및 효과)

1. 근육섬유의 종류

장시간 걷거나 달리기를 할 때 사용되는 근육섬유와 100m 달리기를 하거나 무거운 무게를 들어 올릴 때 사용되는 근육섬유는 서로 다른 성질을 띠고 있는데 이러한 근육섬유의 구성 비율은 유전적인 요인과 활동 기능에 의해 다르게 구성된다는 특성을 갖고 있다.

(1) 지근섬유(slow twitch), 속근섬유(fast twitch) 특성 비교

골격근 즉 근육은 일반적으로 3가지의 섬유 형태로 나누어진다. 이렇게 서로 다른 특성을 갖고 있는 근육섬유는 전기적인 자극을 주었을 때 수축 반응을 속도로 구분하여 분류한다.

표 **8-1.** 근섬유 특성 비교

근섬유의 종류	ST fiber	FT fiber A	FT fiber B
수축 속도	느림	빠름	빠름
피로에 대한 내성	강함	강함	약함
신경자극 전달속도	낮음	높음	높음
시간당 에너지생산 비율	낮음	높음	높음
총 에너지 생산량	높음	높음	낮음

(2) 3가지 근섬유의 비교

수축의 속도가 느린 근육섬유는 지근섬유(slow twitch fiber)라고 부르며 수축의 속도가 빠른 근육섬유는 속근섬유(fast twitch fiber)라고 부른다. 그리고 지근섬유와 속근섬유의 중간 형태를 띠고 있는 근육섬유는 유산소 속근섬유(fast oxidative twitch fiber)라고 부른다.

지근섬유와 속근섬유 그리고 중간 형태를 띠고 있는 유산소 속근섬유 특성을 비교하여 놓은 도표이다. 지근섬유는 미오글로빈의 함량이 높아서 붉은색을 띠고 있기 때문에 적근(redmuscle)이라고도 하며 유산소 과정 능력이 뛰어나 저강도로 장시간 운동을 수행할 때 사용되는 근육섬유이다. 백색을 띠고 있어 백근(white muscle)이라고 부르는 속근섬유는 짧은 시간 동안에 고강도의 힘을 필요로 할 때 사용되는 근육섬유이다.

유산소 속근섬유는 고강도의 힘을 생산하는 속근섬유의 특성과 운동의 지속력이 뛰어난 지근섬유의 특성을 동시에 갖고 있는 근육섬유이다. 이렇게 지근섬유와 속근섬유의 장점을 모두 갖고 있는 FTa섬유는 강한 근력을 만들어 내는 동시에 유산소 과정으로 에너지를 생산해내기 때문에 피로에 강하다는 특성을 갖고 있다.

2. 근력운동(저항성 운동)의 의미

근력운동(저항성 운동)이란 근에 저항부하를 주면서 실시하는 운동을 의미하는 것으로 주로 근력 및 근 활동력의 향상에 중점을 두고 실시하는 운동 방법의 하나이다. 적절한 방법으로 실시하면 근력운동(저항성 운동)은 근력, 근육량의 증가뿐만 아니라 스포츠 상해의 예방 등에도 효과가 있으며 모든 스포츠 종목에서 권장되는 운동이다. 그러나 그 원리 및 기전을 이해하지 못한 채 실시하면 효과를 얻을 수 없을 뿐만 아니라 반대로 상해를 일으킬 수 있는 위험도 있다.

1) 근력운동(저항성 운동)의 기대효과

- 근육의 비대
- 근의 에너지 공급능력의 증진
- 근의 활동을 조정하는 능력의 개선
- 근 활동력의 향상

3. 근력운동(저항성 운동)프로그램의 3대 요소

(1) 운동 강도

운동 강도란 최대근력에 대한 부하의 비율(%)로서 표 8-10에 나타낸 바와 같이 운동 강도가 높으면 높을수록 반복할 수 있는 횟수는 적게 되는 것을 의미한다.

여기서 1~2RM(repetition maximum)이란 근력운동으로 1~2회 반복(굴곡 또는 신전) 할 수 있는 최대중량을 말한다. 3~5RM이란 연속운동으로 3~5회를 반복할 수 있는 최대중량, 6~8RM이란 6~8회 반복할 수 있는 최대중량을 의미한다.

표 **8-2.** 운동 강도 및 횟수

최대 근력에 대한 %로 나타낸 운동의 강도(%)	최대 반복 횟수(RM)
100	1
80	2~5 (3~5)
60	8~10 (8~10)
50	13~20 (13~20)
40	15~20 (15~20)
30	50~60 (50~60)

(2) 휴식시간

일반적으로 저항성운동의 종류에 따라 다소 차이는 있지만 세트간의 휴식은 1~3분 정도가 적당하다.

(3) 운동 빈도

운동의 빈도는 매일 하는 것이 이상적이지만, 가장 중요한 것은 운동을 시작할 때의 체력수준에 따라 차이가 있다. 체력수준이 낮은 경우는 주 1회의 운동이라도 효과를 얻을 수 있으나 체력수준이 높으면 주 1회의 운동으로는 근력의 유지는 기대하기 어렵다. 또 주 1회의 운동에서는 운동에 대한 신체의 적응이 충분하지 않으며 운동에 의한 피로가 강하고, 다음날에도 피로가 남아있는 경우가 많다. 운동이 습관화되어 있지 않으면 신체 각 부위의 조정 및 협응 동작이 부드럽게 작용하지 못해서 외상 등의 사고를 일으킬 가능성도 그만큼 높게 된다. 주 2회의 운동을 하면 근력은 향상되며, 횟수가 많아짐에 따라 피로도 적고 효과도 크게 된다. 결국 운동효과의 면에서 생각하면 매일 내지 주 5~6회 운동을 하는 것이 이상적이지만, 부득이한 사정이 있더라도 적어도 1주일에 1~2회 정도의 운동을 하여야 한다. 1회의 운동에서 실시하는 세트 수는 3~5세트가 필요하다.

(4) 근력운동(저항성 운동)프로그램의 작성 및 실시에 있어서 주의사항

① 주당 최저 1~2회의 운동을 실시한다.

운동은 그 효과를 유지하는 것이 중요하다. 어느 시기든지, 평생 운동을 하더라도 도중에 중지해 버리면 차츰 초기 운동시작의 수준으로 되돌아간다. 어느 보고에 의하면 10~18주간 저항성 운동을 주 2회 실시한 그룹은 14~21%정도 근력이 증가하고, 주 3회 실시한 그룹은 21~28%의 근력 증가가 있었다고 한다. 그러나 그 후 12주간 운동을 하지 않으면 습득한 근력의 70%정도가 소실된다. 한편, 12주간의 운동 후라도 운동을 계속 주 1~2회 실시한 그룹은 그 후의 근력 저하는 거의 없다고 한다. 따라서 트레이닝 효과를 유지하기 위해서는 주 1~2회의 트레이닝을 계속하는 것이 바람직하다고 생각된다.

② 부하는 약간 무거운 것을 선택한다.

근력 및 근지구력은 운동의 실제 부하의 강도를 일상 활동 수준보다도 크게 하는 것에 의해서 증가한다. 근력은 최대에 가까운 높은 부하로 적은 횟수로 실시하며, 근지구력은 낮은 부하로 횟수를 많이 하는 것이 중요하다. 근력과 근지구력을 동시에 증진시키고자 하는 경우는 일반적으로 한가지의 운동을 8~12회 반복하는 것이 권장된다. 그 경우라도 부하는 약간 무거운 듯한 느낌을 주는 무게로 하는 것이 중요하다. 운동의 강도는 부하만이 아니라 반복횟수 및 운동 간의 휴식시간, 세트 수에 의해서 조절할 수 있다.

③ 운동이 진행됨에 따라 부하량을 늘리는 것이 중요하다.

운동에 의해서 근력이 향상된 근육은 운동이 진행됨에 따라 그 부하에 대해서 적응하도록 된다. 즉, 근력이 생기는 것으로 지금까지의 부하로는 운동을 하더라도 충족되지 않는다. 예를 들면 특정 부하로 12회 정도 하였다면 부하를 무겁게 해서 8~10회 반복하는 등 자신의 목적에 맞추어 적절하게 부하를 조절하도록 한다.

④ 큰 근육부터 작은 근육의 순서로 트레이닝을 한다.

운동을 하는 순서에도 배려를 하는 것이 중요하다. 기본적으로는 큰 근육을 먼저하고, 점차 작은 근육으로 운동을 실시한다. 큰 근육에 비해서 작은 근육은 쉽게 피로하게 되므로 소근육군이 피로하기 전에 우선 일상의 활동에서 중요한 대근육군을 운동시킨다. 순서로서는 허벅지와 엉덩이, 가슴과 상완, 등과 다리의 뒤쪽, 장딴지 등 무릎 아래와 발목, 어깨와 상완 뒤쪽, 배, 상완의 앞쪽 등으로 같은 근육군에 계속해서 부하가 걸리지 않도록 고려하는 것도 필요하다.

⑤ 호흡법

호흡법은 근육을 펼 때 숨을 쉬고, 수축시킬 때 내쉬는 것이 일반적이다. 예를 들면, 팔굽혀펴기의 경우 내려갈 때는 대흉근이 이완되는데 이때는 숨을 쉬고, 올릴 때는 대흉근이 수축하는 올라오는 동작에서는 숨을 내쉰다. 그러나 반대의 패턴으로 트레이닝을 하는 사람도 있는데 쉬운 방법을 선택하도록 한다. 단, 트레이닝 중에 호흡을 멈추는 것만은 피하도록 한다. 숨을 멈추고 부하를 주게 되면 혈압은 상승한다. 특히 고령자의 경우에 혈압이 높은 사람들이 있기 때문에 주의가 필요하다. 정확한 자세와 호흡법을 익힐 때까지는 가벼운 부하로 운동을 하는 쪽이 상해도 적을 것이다.

⑥ 의식

운동을 할 때는 단련하고 있는 근육을 의식하면서 실시한다. 처음부터 의식하는 것은 어렵지만, 운동 중에 강화 하고자하는 근육을 만져보는 등 근육이 수축하고 있는 것을 느끼는 것도 좋은 방법이다. 근육의 움직임을 의식할 수 있게 되면 운동 효과는 배로 증가할 것이다.

(5) 근력운동 실시 전 · 후 스트레칭

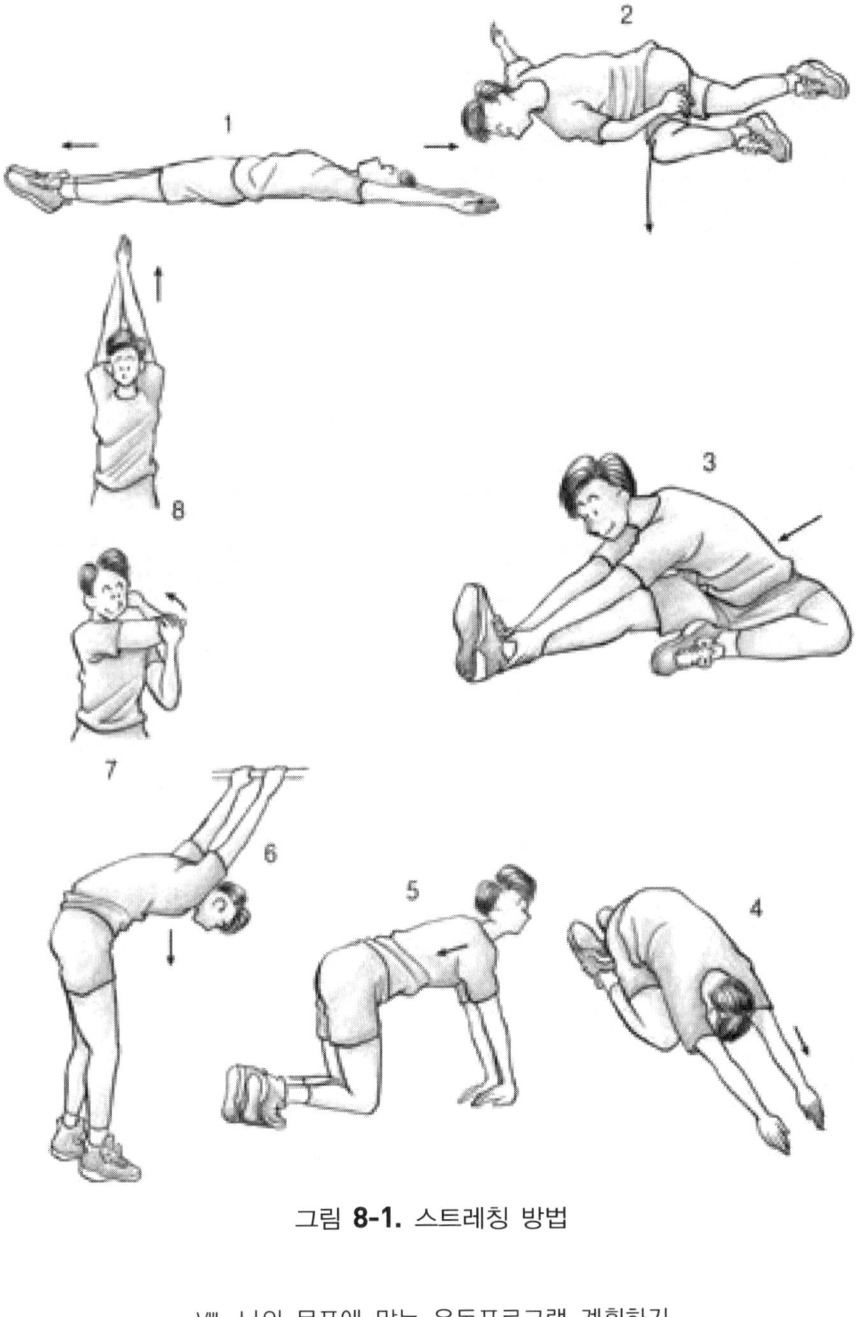

그림 **8-1.** 스트레칭 방법

(6) 근력운동의 방법

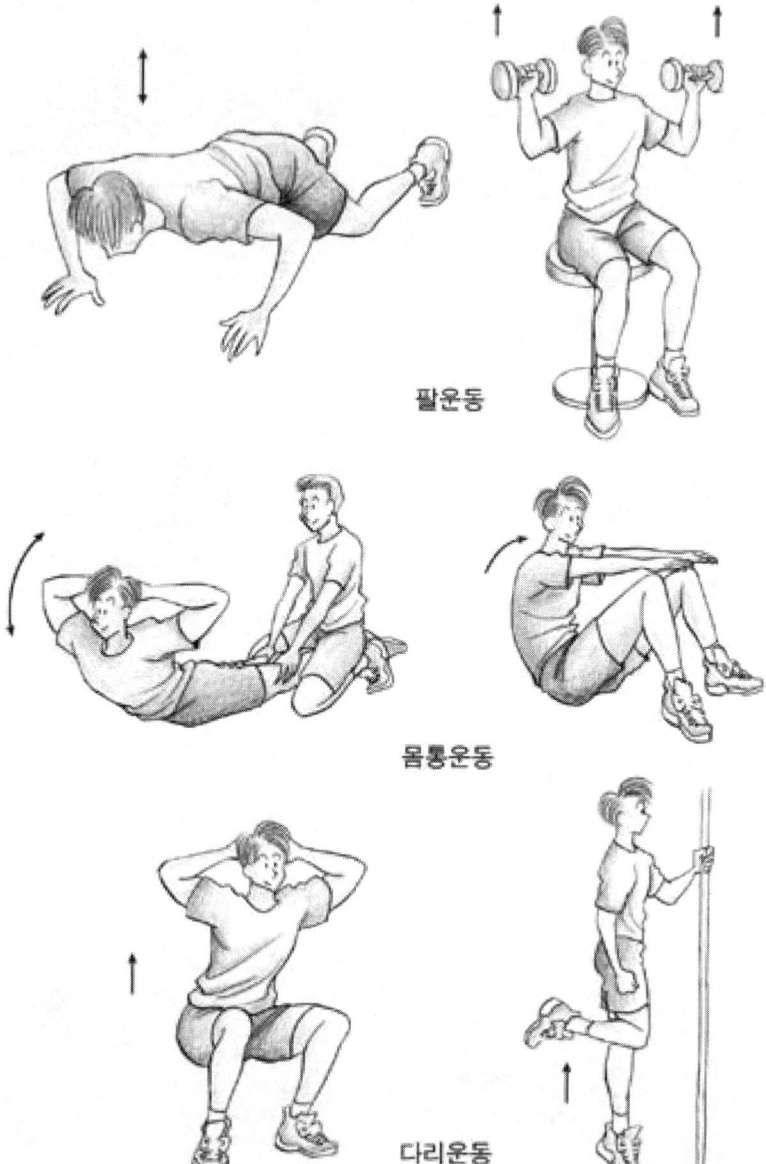

그림 **8-2.** 근력운동 방법

4. 체력수준에 맞춘 근력운동의 내용

표 **8-3.** 대상에 따른 운동처방내용

구분	운 동 처 방 내 용	대 상 자
입문 과정	• 운동 강도 : 최대 반복횟수의 40~50% (±10%) • 속도 : 2~3초/1회 • 반복횟수 : 최대 반복횟수의 40~50% (±10%) 할 수 있는 횟수 • 세트 : 3~4세트/1회 • 휴식시간 : 1~3분 • 빈도 : 1~3회/주 • 기간 : 최저 3개월 이상	- 운동부족자 - 체력이 약한 사람 - 운동을 처음 시작하는 자 - 비만자 - 병상에서 회복하려는 자
초급 과정	• 운동 강도 : 최대 반복횟수의 50~60% (±10%) • 속도 : 2~3초/1회 • 반복횟수 : 최대 반복횟수의 50~60% (±10%) 할 수 있는 횟수 • 세트 : 3~4세트/1회 • 휴식시간 : 1~3분 • 빈도 : 1~3회/주 • 기간 : 최저 3개월 이상	- 입문과정을 이수한 자 - 보통 건강하다고 생각하는 자
중급 과정	• 운동 강도 : 최대 반복횟수의 60~70% (±10%) • 속도 : 2~3초/1회 • 반복횟수 : 최대 반복횟수의 60~70% (±10%) 할 수 있는 횟수 • 세트 : 3~4세트/1회 • 휴식시간 : 1~3분 • 빈도 : 1~3회/주 • 기간 : 최저 3개월 이상	- 초급과정을 이수한 자

표 **계속** 대상에 따른 운동처방내용

구분	운 동 처 방 내 용	대 상 자
상급 과정	• 운동 강도 : 최대 반복횟수의 70~80% (±10%) • 속도 : 2~3초/1회 • 반복횟수 : 최대 반복횟수의 70~80% (±10%)할 수 있는 횟수 • 세트 : 3~4세트/1회 • 휴식시간 : 1~3분 • 빈도 : 1~3회/주 • 기간 : 최저 3개월 이상	- 상급과정의 프로그램을 정상적으로 실시할 수 있는 경우 개인에 따라 체력의 유지 또는 향상될 수 있도록 재검사를 받는다.

참고문헌

1. 박인국 역(Trudy Mckee & James R. Mckee 공저)(2004). 생화학 길라잡이, 서울 : 라이프사이언스

2. 한국운동생리학회(2011). 운동생리학, 서울 : 한미의학

3. 정일규, 윤진환(2011). 휴먼퍼포먼스 운동생리학, 서울 : 대경북스

4. 박승한, 류호상, 권영우(2011). 운동과 건강, 영남대학교출판부

5. 김기진, 이원재, 이성노, 천우광, 조창모, 안나영, 이태현, 홍참배(2010), 스포츠와 건강의 과학적 이해, 계명대학교출판부

6. 강희성 역(Jack H. Wilmore & David L. Costill 공저)(2008). 운동과 스포츠 생리학. 서울 : 대한미디어

7. Adams GR1, Hather BM, Baldwin KM, Dudley GA.(1985). Skeletal muscle myosin heavy chain composition and resistance training.J Appl Physiol. 1993 Feb; 74(2) : 911-5.

8. Billeter R, Messerli M, Wey E, Puntschart A, Jostarndt K, Eppenberger

HM, Perriard JC.(1992). Fast myosin light chain expression in chicken muscles studied by in situ hybridization. J Histochem Cytochem. Oct;40(10) : 1547-57.

9. Dorothy M. Needam. Machaina Carnis.

10. Short KR, Vittone JL, Bigelow ML, Proctor DN, Coenen-Schimke JM, Rys P, Nair KS.(2005). Changes in myosin heavy chain mRNA and protein expression in human skeletal muscle with age and endurance exercise training.J Appl Physiol Jul; 99(1) : 95-102.

11. Wozniak AC, Kong J, Bock E, Pilipowicz O, Anderson JE.(2005). Signaling satellite-cell activation in skeletal muscle: markers, models, stretch, and potential alternate pathways. Muscle Nerve. Mar; 31(3) : 283-300.

건강을 지키기 위한 '5가지 원칙'

국건강관리협회가 건강을 지키기 위한 5가지 원칙을 제안했다.

우선 첫 번째 건강 결심으로 운동을 꼽았다.

운동계획을 세울 때 근력, 심폐지구력, 유연성의 적절한 균형을 유지하기 위한 방법을 선택해야 한다는 것이다. 예를 들어 1주일에 4번 운동을 할시 2회는 근력운동에 나머지 2회는 유산소운동에 초점을 맞추고, 스트레칭은 운동할 때마다 매번 한다. 사실 유산소 운동은 일주일에 최소 3회는 해야 몸이 변하는 효과를 느낄 수 있으며 시간은 최소 20분, 적당량은 30분 안팎이다.

두 번째로 채소과일 365 캠페인을 제안했다.

하루 3번, 6가지 과일을 5색으로 먹으면 한국인의 6대 암, 5대 생활 습관병을 예방할 수 있으며 이는 '국민건강 365운동본부'가 전개하고 있는 캠페인이다. 여기서 6대 암은 위암과 폐암, 간암, 대장암, 유방암, 자궁경부암이고, 5대 생활 습관병은 고혈압, 당뇨, 심장병, 비만, 아토피이다. 야채와 과일을 강조하는 것은 그 속에 함유된 다양한 파이토케미컬 때문이다.

세 번째로 혈압, 혈당, 콜레스테롤 수치는 수시로 체크할 것을 주문했다.

혈압, 혈당, 콜레스테롤 이 세 가지가 높으면 고혈압, 당뇨, 고지혈증이라는 3대 성인병이 생기므로 수시로 체크하고 만일 수치가 정상치에서 벗어났다면 다시 정상 범위 안에 들 수 있도록 식습관 조절 및 운동 등을 통한 노력을 꾸준히 해야 한다고 설명했다.

네 번째로 금연을 추천했다.

우선 금연에 대한 결심이 섰다면 D-day를 정하고 가족과 주변인들에게 공개적으로 금연 시작을 알려 주변의 도움을 받아야 한다는 것이다.
정 이겨내지 못할 것 같으면 한국건강관리협회나 각 보건소에서 운영하는 금연프로그램을 이용하는 것도 좋은 방법이라고 소개했다.

마지막으로 허리둘레 줄이기를 제시했다.

전문의들은 자신의 허리둘레를 확인하라고 충고한다. 남자는 36인치, 여자는 32인치가 넘는다면 올해 최대의 목표는 운동과 식이요법을 통해 허리둘레를 줄이는 것으로 정해야 한다고 조언했다.

Ⅸ. 나의 목표에 맞는 운동프로그램 계획하기
(체중을 감소시키는 운동방법 및 효과)

1. 비만의 정의

산업화와 기계화 시대를 거치면서 빠른 속도로 과체중과 비만으로 알려진 인구비율이 국내외적으로 증가하고 있는 추세이며 아동에서부터 노인에 이르기까지 모든 연령에서 나타나고 있다. 이러한 비만은 사회구조의 변화에 따른 생활수단의 자동화로 인한 신체활동의 감소, 식생품의 풍요로움, 그리고 생활환경의 변화를 주요인으로 둘 수 있다.

비만이란 단순한 체중을 말하는 것이 아닌 체중 당 체지방의 비율이 비만을 결정하는 중요한 요소이며, 과체중과 비만의 구별은 주관적이고 분명치 않으며 과체중을 넘어 비만이 시작되는 시점에 대한 명확한 정의는 아직까지 여러 연구결과에서 다르게 나타나고 있다. 또한 과체중은 주어진 표준 신장과 체격에 비하여 너무 많은 체중을 의미하며 단순히 체중을 나타낼 뿐 지방, 뼈, 근육, 그리고 다른 생명기관의 비중은 정확히 알 수 없다. 그러나 비만은 체지방의 비율이 일정수준을 능가하는 것을 의미하며 실질적인 건강의 평가수단으로 사용되어지고 있다,

비만은 건강상의 문제를 일으킬 수 있는 건강위험 요소로 아려져 있으며, 세계보건기구(world health organization; WHO)에 따르면, 산업화된 국가에서 성인인구의 35% 정도가 비만으로 보고하고 있다.

미국의 경우 남성의 63%, 여성의 55%가 과체중(BMI 25% 이상)이고 남성의 21%, 여성의 27%가 비만으로 97만 명이 과체중, 30만 명이 비만이다. 1960년에는 비만인구가 13%에서 2010년 27%로 증가하였

으며, 현재도 비만인구는 증가하는 추세이다. 이러한 경향은 우리나라도 예외일수 없으며, 비록 남성의 후기 연령에서 약간의 감소 경향을 보이지만 이러한 감소에도 불구하고 나이든 남성이 젊은 남성(20~34세)에 비하여 2배 정도 높은 수치를 나타낸다. 후기연령에서 나타나는 체중감소는 체중을 성공적으로 감량하였기 때문이 아니라 제지방의 감소에 의한 것이며, 불행하기도 54세 이상의 비만 남성은 그렇지 않은 남성과 비교해 더 많은 비만관련 질환을 나타내고 이러한 질병에 의해 사망하는 경우가 많다.

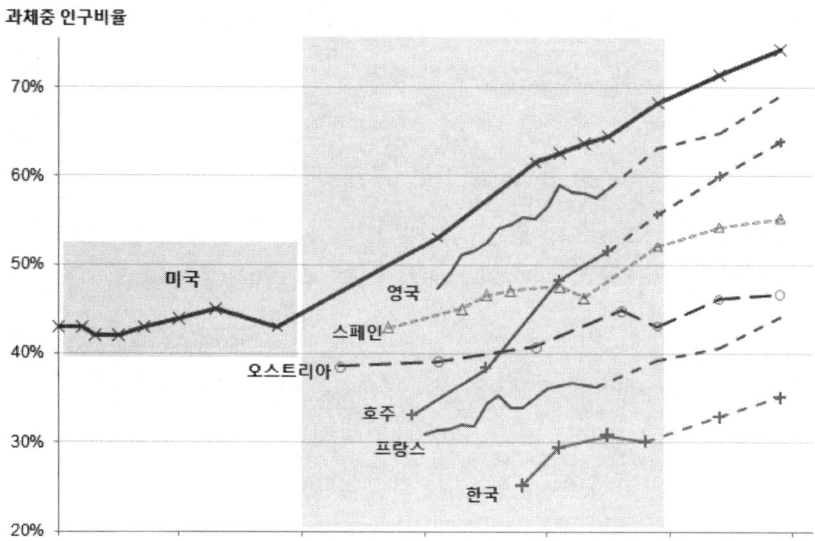

그림 **9-1.** 과체중 인구비율

2. 비만과 관련되는 위험요인

- 우울과 불안수준 증가
- 자부심, 수입, 직업 승진기회 감소

- 결혼, 학문적 성취 가능성의 감소
- 대장암, 유방암, 전립선암, 담낭암, 난소암, 자궁암의 위험 증가
- 당뇨병, 심혈관질환 3배 증가
- 조기사망 위험률 2배 증가

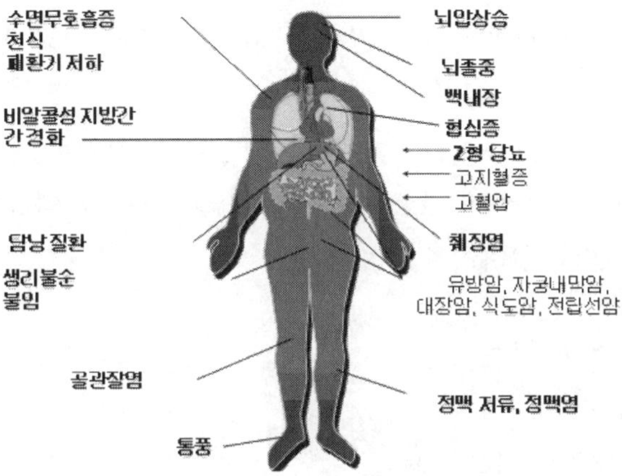

그림 9-2. 비만관련 질환

비만의 피해를 5D's라고 표시하는데, 5D's란 용모손상(disfigurement), 불편(discomfort), 장애(disability), 질병(disease), 사망(death)의 첫 글자를 의미한다. 비만은 만병의 근원이다.

3. 비만의 판정 기준

(1) 표준체중과 체격지수에 의한 공식

신장(cm)에서 100을 뺀 수치를 표준체중으로 가정하고 표준체중의 110~ 120%는 과체중이며, 120%이상을 비만으로 판정한다. 이 방법은 Broca가 서양인을 대상으로 개발하였으며 동양인을 대상으로 한 Katsura의 공식은 표준체중 = [신장-100]*지수(남자; 0.9, 여자; 0.85)이

며, 표준체중의 ±10%는 정상범위에 해당된다. 20% 이상 초과는 약한 비만, 25%이상 초과는 중도비만, 30%이상은 심한 비만으로 분류된다. 비만 경계체중을 산출하는 공식은 비만경계체중 = (표준체중 * 0.3) + 표준체중이다.

체격지수에 의한 방법은 체질량지수(body mass index; BMI)가 있다, 체질량지수는 널리 사용되는 비만 판정 방법으로 비만과 높은 상관관계가 있다.

체질량지수는 다음과 같은 공식을 사용하여 산출하며 그 지수의 수치가 25이하는 정상이고 25~29사이이면 과체중, 30이상일 경우는 고도의 비만으로 판정한다.

BMI = 체중 / 신장^2

표 **9-1.** 비만 구분과 건강위험도

구분	BMI 범주	위험인자에 따른 건강 위험도	
		위험인자가 없는 경우	위험인자가 있는 경우
저체중	18~22	매우 낮음	낮음
정상	22~23	낮음	중간
과체중	23~25	중간	높음
비만	25~30	높음	매우 높음
고도비만	>30	매우 높음	매우 높음

(위험인자 : 당뇨병, 고혈압, 심혈관질환 및 복부비만 : 남자허리둘레≥94cm, 여자허리둘레>80cm)

4. 비만의 분류

(1) 지방조직 형태에 따른 분류

1) 지방 세포 증식형

지방세포의 크기는 정상이며 세포수의 증가에 의한 비만 소아기, 사춘기에 시작되는 비만에서 지방 세포 수는 정상인의 3-5배까지 증가한다. 일단 증가된 세포는 지방흡입수술을 하지 않는 한 줄어들지 않으므로 소아기, 사춘기 때의 비만은 치료가 어렵다.

2) 지방 세포 비대형

지방세포의 수는 거의 정상에 가까우나 지방세포 낱개가 커졌기 때문에 생기는 비만보통 성인이 된 후 비만한 사람인 경우이며 당뇨병, 고지혈증, 고혈압, 관상동맥 질환 같은 대사성 질환이 동반될 수 있다.

3) 혼합형

지방세포의 크기 증가와 세포수의 증가가 같이 있는 형태이며, 고도비만에서 볼 수 있다.

(2) 지방조직의 체내분포에 따른 분류

1) 상반신과 하반신 비만 - 상반신 : 주로 상반신에 지방이 축적된 경우 상체 비만 또는 남성형 비만이라 한다.

- 하반신 : 대퇴부에 주로 축적된 경우
  하체 비만 또는 여성형 비만으로 분류

* 주로 비만에 의한 합병증은 상체 비만에서 많이 발생된다.

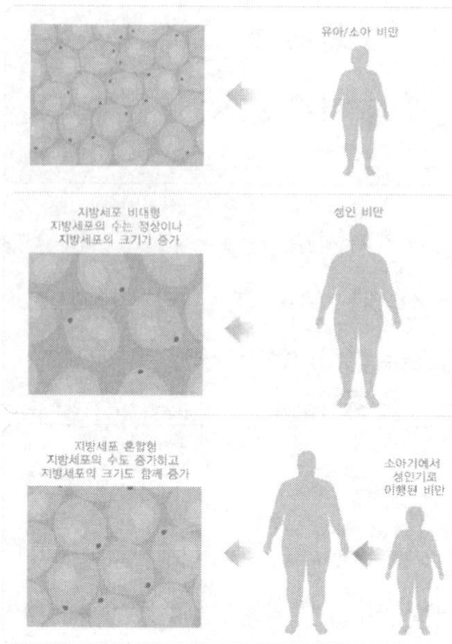

그림 **9-3.** 비만의 분류

2) 내장 비만형과 피하 지방형 비만

- 컴퓨터 단층 촬영을 이용하면 내장지방과 피하지방을 쉽게 구분할 수 있으며, 이 지방의 비를 비만의 지표로 이용한다.
- 내장지방/피하지방의 비가 0.4 이상이면 내장비만형, 그 미만을 피하지방형으로 분류한다.

5. 비만관련 질병

(1) 남, 녀 모두에게 오는 병적상태

정신적 장애, 호흡곤란, 고혈압, 관상동맥질환, 중풍, 당뇨병, 동맥경화, 관절염, 지방간, 담석증, 상처의 치료지연, 신장질환, 변비, 정맥류. 탈장 등이 있다.

(2) 여자에게만 오는 병적상태

월경불순, 월경과다, 월경과소, 조모증 비만인 경우 비만하지 않은 사람에 비해 사망률이 월등히 높다. 최근 연구에 의하면 2534세 남자에 있어서는 12배, 3544세 남자는 6배나 사망률이 높다.

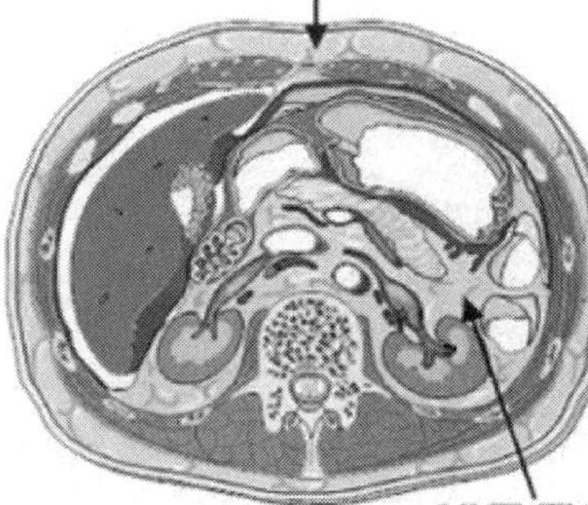

그림 **9-4.** 내장지방과 피하지방

비만이 병적으로 심각하면 비만증이라 하는데 비만증에 수반되는 의학적 문제점 및 합병증은 매우 다양하나, 그 대부분이 체중조절만 한다면 호전될 수 있는 것들이어서 비만이 꼭 치료해야 하는 질환임을 암시해 주고 있다.

(3) 심장질환 및 고혈압

여러 보고에 의하면 비만은 직접, 또는 간접적으로 협심증, 심근경색증을 유발시켜 급사 및 심부전증 등의 순환기계 질환을 유발한다고 한다. 또한 비만인 중 남자의 경우 체중이 10% 증가하면 혈압이 평균 6.6mmHg 상승되며, 비만인이 비만하지 않은 사람에 비해서 고혈압이 될 가능성은 3배나 높아져 고혈압의 유병률도 높아짐이 보고되고 있다.

(4) 고지혈증

비만인 경우 비만하지 않은 사람에 비해서 고중성지방혈증이 될 가능성은 남자 2.2배, 여자 2.8배이며, 고콜레스테롤혈증이 될 가능성도 여자 비만군에 비해서 1.9배에 달한다는 보고가 있다. 비만인의 고지혈증은 유전적으로 어떠한 관계가 있는지는 명확하지 않으나 비만이 체내에서 지방대사에 영향을 주는 것으로 알려져 있으며, 특히 중성지방의 증가와 밀접한 연관이 있다고 한다.

(5) 당뇨병

비만인의 당뇨병 유병률은 비(非)비만인의 4.5배나 된다. 당뇨병은 여러 원인에 의해 췌장에서 분비되는 인슐린이 부족하거나 제대로 이용되지 못한 경우 발병되는데 체지방이 많으면 인슐린 저항력을 높여 인슐린을 제대로 이용시키지 못하기 때문에 비만인 경우 당뇨병의 발생 원인이 될 수 있다.

(6) 지방간 및 간 기능 이상

지방간이란 간세포에 간 무게의 5% 이상에 해당되는 지방, 특히 중성지방이 쌓여 간이 경미하게 커져 있는 상태를 의미한다. 처음에는 아무 증상이 없으나, 심해지면 만성 피로와 간 기능 이상을 초래한다. 실제로 비만인의 90%는 지방간을 가지고 있다고 한다.

또한, 초음파 검사로 진단된 지방간 환자의 60%가 비만과 연관이 있으며, 비만인이 비(非)비만인에 비해 지방간이 생길 확률은 남자의 경우 10.4배, 여자의 경우 5.7배나 된다.

(7) 담석증

비만인의 담낭질환(담석증, 담낭염 등) 유병률은 비(非)비만인에 비해 2.6배에 달한다. 이 현상은 여자 비만인에 있어서 더 뚜렷하다. 중증 비만환자의 90%에서 수술시 담낭질환이 발견되었으며, 담낭질환에 의한 사망률도 더 높다고 보고되고 있다.

(8) 골격계 질환

비만인 경우 과다한 체중이 몸의 체중을 받는 관절에 무리를 주기 때문에 요통, 골절, 관절염 등을 일으킨다. 관절염 중에는 통풍성 관절염도 나타날 수 있다.

(9) 통풍

비만인은 비(非)비만인에 비해 고요산혈증의 빈도가 높다. 이상 체중의 20% 이하인 사람들에게는 3.4%밖에 되지 않는 고요산혈증이 이상 체중 20~80%인 비만인들에게는 5.7%로 상승하며, 이상 체중 80% 이상인 고도비만인들에게는 무려 11.4%나 된다. 역으로 통풍환자에서의 체중 과다 비율은 50%에 이른다고 한다.

(10) 신장질환

비만인 경우 동맥경화나 고혈압으로 인한 신부전이 올 수 있으며, 신장 주변에 비정상적인 지방이 축적되면서 정상적 신장기능이 저하되는 지방신장이 되기도 한다.

(11) 정신적 문제

비만인 경우 외모 및 건강의 손상, 각종 합병증으로 인한 결근 빈도의 증가, 대인관계의 감소, 취업의 어려움, 결혼 및 성생활의 제한 등에 기인하여 불안이나 우울증의 소견을 많이 보인다고 한다.

6. 비만의원인

(1) 비만의 주범 : 단순히 많이 먹기 때문

- 주식은 과식과 폭식이다. 이는 TV 시청 행위나 다이어트 강박관

념과 관련되어 있다.

- 어떤 요인이 폭식을 부추기는지에 대해 알아야 한다.
- 왜 과식하는가는 가에 대해 알아야 한다.

(2) 비만의 확산범 : 다이어트 지식과 이에 기반을 둔 다이어트 활동

- 다이어트를 가장 많이 하는 나라가 비만율이 가장 많이 증가한다.
- 다이어트 지식은 0.1%라도 도움이 되었다면 비만율의 증가는 멈췄어야한다.
- 칼로리, 지방 때문이라고 알고 있지만 지방은 큰 비중을 차지하지 않는다.
- 서구화된 식생활 때문이라고 알고 있지만 서구에도 더욱 맹렬이 진행 중이다.
- 패스트푸드 때문이라고 생각하기 쉽지만 한식이 가장 패스트푸드다.
- 간식이 주범이라고 알고 있지만 간식이 다이어트에 좋다.
- 초콜릿, 탄산음료, 아이스크림 때문이라고 생각할 수 있지만 이미 이것들은 소비량이 줄고 있다.
- 아이스크림은 다이어트에 좋다.
- 탄산은 스트레스 해소에 도움이 되고, 탄산음료의 소비는 10~30년 전부터 감소하였지만 비만은 여전히 증가하고 있다.

(3) 비만의 완성자 : 비타민 C가 세포골격을 확장시키면서 비만이 완성된다.

- 성인 비만은 체세포 성장현상이다.

- 세포골격(콜라겐) 성장 없이 세포성장은 불가능하다.
- 비타민C와 콜라겐 합성속도가 좌우한다.

(4) 비만 요인

1) 유전적 요인

① 몸이 기아모드로 작동한다. : 굶주림과 스트레스 때문에 부신 축에서 코티솔 분비되어 내장지방 축적

② 렙틴이 부족하다.

③ 시상하부 포만 중추의 신경전달 및 수용에 이상이 생긴다.

④ 마음, 심혈관계, 소화기관의 건강과 약함 정도도 유전된다. 이는 비만, 저체중의 중요한 원인이다.

⑤ 부모가 모두 비만일 경우 자녀가 비만일 확률 70%이다.

⑥ 10년 후 위절제술 받은 그룹 당뇨병 환자가 13%로 받지 않은 그룹 36%에 비해 현저히 줄었다.

⑦ 절제술 받은 그룹의 혈압 및 콜레스테롤 수치는 초반에 낮아 졌다가 2년 만에 원래 수치로 돌아왔는데 이는 적은 음식으로도 다시 비만하기 쉬운 구조로 돌아온다는 것을 의미한다.

2) 환경적 요인

① 식생활 : 페스트 푸드, 가공식품, 단순당 등 균형 잡힌 식사를 방해한다. 필요 이상의 과도한 영양분 섭취한다.

② 운동부족 : 음식을 얻기 위한 육체적 노동력이 과거에 비해 현저히 낮아졌다. 편리함을 추구하게 되면 모든 것이 자동화가 되고 이는 운동부족을 초래한다.

③ 소득수준의 차이 : 상류층 비만 확률은 5%인 것에 비해, 하류층 비만 확률은 30%에 달한다.

④ 스트레스

(5) 비만과 수면의 관계

미국 폭스 뉴스(2012.7)는 최근 ‘잠이 모자라면 살이 찌는 이유 5가지’를 다음과 같이 소개했다.

1) 열량 소비가 줄어든다.

남성들을 대상으로 한 실험에서 하루는 밤에 12시간을 자도록 하고 그 다음날은 전혀 자지 못하게 했다. 이튿날 아침 뷔페 식단에서 맘껏 먹게 하고는 평상시의 열량 소비량을 측정한 결과 잠을 못 잔 남성들은 그렇지 않았을 때보다 5% 더 적었다. 식사 후의 열량 소비량은 20% 더 적었다. ‘미국 임상영양 저널(American Journal of Clinical Nutrition)’에 실린 연구 결과다.

2) 더 많이 먹게 된다.

2011년 미국심장협회 회의에서 발표된 한 연구에 따르면 4시간만 잔 여성들은 9시간 잔 여성들보다 다음날 329칼로리의 음식을 더 먹는 것으로 나타났다. 남성은 추가 섭취량이 263칼로리였다. 또 다른 실험에서는 11명을 1주간은 하루 5.5시간, 그 다음 1주간은 8.5 시간 자도록 하고 관찰했다. 그 결과 수면 시간이 짧은 기간에는 밤에 군것질을 더 많이 하고, 게다가 고탄수화물 간식을 즐겨 찾는 것으로 나타났다.

3) 식탐이 커진다.

수면 부족이 체중 조절에 미치는 영향 중 가장 상관관계가 높은 요인이다. 잠이 부족하면 우리 몸에서 먹으라는 신호를 보내는 그렐린이라는 호르몬의 분비량이 늘어난다. 반면 포만감을 느끼게 하는 렙틴이 라는 호르몬은 수치가 떨어진다. 더 많이 먹게 되는 데다 먹어도 배가 부르지 않게 된다는 것이다.

4) 지방이 줄지 않는다.

시카고 대학 연구팀이 과체중인 사람 10명을 2주간씩 두 번에 걸쳐 실험했다. 균형 잡힌 식단을 제공하되 첫 2주는 7.5시간을 자도록 하고, 다음 2주간은 5시간 15분만 자게 했다. 두 기간 모두 3kg 가량 줄었지만 지방분의 감소량은 잠이 더 많은 기간에는 1.4kg인 데 반해 잠이 더 짧았던 기간에는 0.6kg에 그쳤다.

5) 뭔가 먹을 시간이 더 늘어난다.

과학적인 연구가 이뤄진 건 아니지만 전문가들은 2시간 이상 잠을 덜 잔다는 것은 그 시간만큼 뭔가를 먹을 시간이 늘어난다는 것을 의미한다고 지적한다.

7. 신체구성의 측정방법

인체의 지방량을 측정하는 데는 기술적으로 많은 어려움이 있기 때문에 직접적인 방법보다는 간접적인 방법이 대부분 이용되고 있다. 그 방법에는 수중체중법(hydrostatic weight), 표준체중(standard weight)을 이용한 표준체중법, 피지후(skinfold)측정법, 임피던스(impedance)측정법 등이 사용되고 있다.

(1) 수중체중법

인체를 두 가지 성분으로 구분해서 신체구성을 측정하는 방법 중 가장 신뢰성 있는 측정방법은 수중체중법(hydrostatic weight)이다. 이 방법은 사람이 물속에 있는 상태에서 체중을 측정하는 방법이다. 지방과 지방을 제외한 제지방 조직의 밀도는 서로 다르기 때문에 체중측정 방법으로 신체구성을 계산할 수 있다.

즉, 지방밀도는 제지방조직 밀도보다 낮기 때문에 동일한 체중을 가진 사람이라도 지방비율이 많은 사람이 적은 사람보다 물속에서의 체중이 적게 나간다. 이런 원리로 인하여 지방이 많은 사람이 적은 사람보다 물에 잘 뜨게 되어 있다. 그 이유는 지방의 밀도는 물의 밀도보다 적기 때문이다.

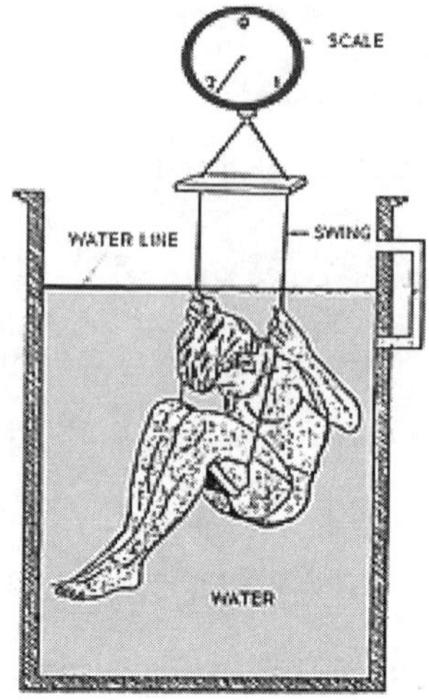

그림 **9-5.** 수중체중법

수중체중법은 정확도가 매우 높은 것으로 알려져 있지만, 그와 못지않게 측정하는 데 여러 가지 어려움이 있다. 장비구입 및 시설에 따른 비용손실이 많으며, 숙달된 인력이 필요하고, 측정하는데 시간소요가 많고, 피검자에게 어려움이 따른다는 점 등을 들고 있다.

(2) 표준체중법

표준체중법(standard weight)은 신장과 체중과의 관계에서 고안된 측정방법으로 개인의 체중이 표준체중보다 몇 %정도 초과되느냐로 비만도를 판정하는 방법이다. 이 방법은 Broca에 의해서 고안된 것으로서 Broca 지수라고도 불리며, 측정공식은 다음과 같다.

(신장-100)×0.9

표 **9-2.** 비만분류와 상대체중

분류	상대체중
저체중	< 90%
정 상	90~110%
과체중	110~120%
경도비만	120~140%
중등도비만	140~200%
고도비만	> 200%

그러나 이 측정법은 신속하고 편리하게 비만의 정도를 알 수 있지만, 신체구성을 무시한 결점을 가지고 있으며 정확성이나 정밀성이 결여되어 있다는 단점이 있다.

(3) 피지후측정법

피지후(skinfold)측정법은 skinfold caliper를 이용하여 피부의 두께를 측정하는 방법이다. 피지후측정법은 비교적 단순하지만, 실제로 사용하기 위해서는 정확한 기술과 지식이 요구된다. 특히, 측정하는 사람의 기술이 정확성에 큰 영향을 미친다고 할 수 있다. 따라서 이 방법의 가장 큰 문제점은 여러 가지 요인들이 각 개인의 피부 밑 지방축적에 영향을 미친다는 것이다.

skinfold caliper를 이용한 측정방법은 남자의 경우에는 가슴(chest), 복부(abdomen), 그리고 대퇴부(anterior thigh)의 피부지방두께를 측정하며, 여자의 경우에는 상완세갈래근(triceps), 허리 옆 부분(superalium), 그리고 대퇴부를 측정한다.

측정한 3부위 두께의 합을 계산한 다음 계산도표의 피부 두께선으로부터 피검자의 나이를 표시한 선으로 일직선을 긋는다.

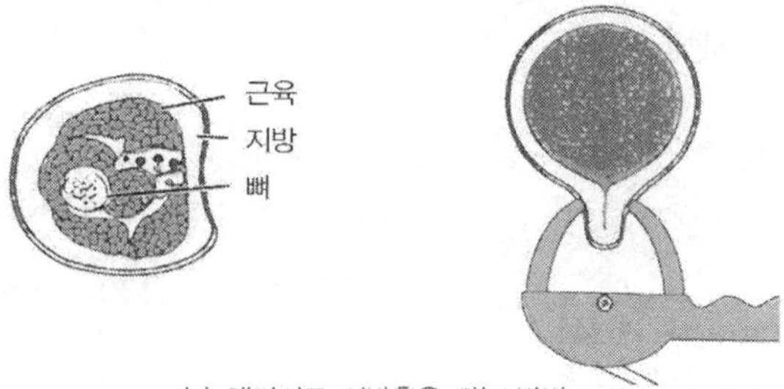

(a) 캘리퍼로 지방층을 잡는 방법

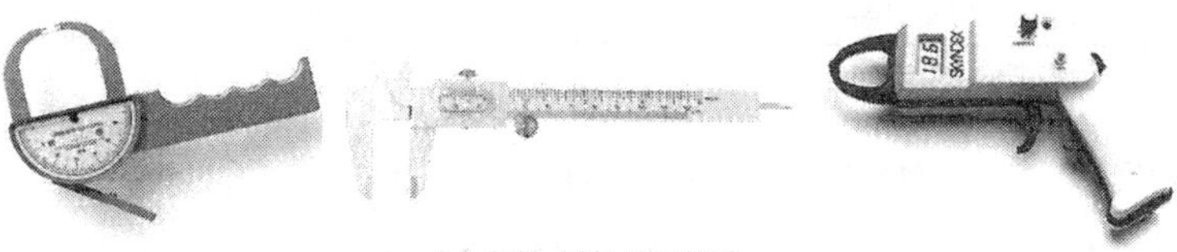

(b) 여러 가지 캘리퍼들

그림 **9-6.** 피지 후 측정법

측정시 요령(tip)

- 신체의 왼쪽 부위를 측정한다.
- 옷 위로 재지 않는다.
- 한손은 캘리퍼, 다른 손의 엄지와 집게손가락으로 피부 잡는다.
- 각 부위를 두 번 이상 측정하여 평균값을 낸다(두 번 측정값이 1mm 이내로 일치하는 것이 바람직).
- 집은 피부주들과 평행하게 캘리퍼를 잡는다.
- 측정 시, 피부를 집어올린 손은 측정부위를 쥐고 있어야 한다,
- 캘리퍼는 물에 담그거나, 뜨거운 김이나 열에 노출시키지 않는다.
- 닦을 때에는 약한 세재와 물을 사용하며 필요 시 집게 끝은 알코올로 닦는다.

8. 비만과 운동

운동을 하지 않고 식이요법으로만 비만을 궁극적으로 해결한다는 것은 절대 불가능하다. 음식섭취를 줄이는 방법으로 감소시킨 체중은 곧 다시 늘어나게 되어 있다. 그 때는 주로 지방성분으로 체중이 증가하게 되는데 그런 과정이 계속 반복된다면 우리 몸은 계속해서 근육이 감소하고 지방의 양이 증가하게 되므로 면역력이 떨어지면서 각종 질병에 보다 쉽게 노출된다.

그러므로 어떤 식이요법을 사용하더라도 규칙적인 운동은 언제나 강조되어야 하는데, 운동을 통하여 체지방을 소모하려면 운동 중의 에너지의 생산을 위하여 지방을 많이 사용해야 한다. 지방은 세포 속에 산소가 충분히 공급되어야만 에너지를 만드는데 운동의 강도가 너무 강해지면 산소공급이 훨씬 어려워지므로 지방은 별로 쓰이지 않게 되며 약한 강도의 유산소성 운동으로 체내에 저장되어 있던 지방을 분해해야 한다. 음식물을 통하여 섭취하는 영양소는 대부분 신체활동을 위한 에너지나 근육형성을 위하여 쓰이지만 필요이상으로 섭취된 영양분은 모두 지방으로 전환되어 축적이 된다.

그러므로 섭취한 영양소가 지방으로 저장되는 것을 피하려면 가벼운 웨이트트레이닝도 규칙적으로 실시하여 근육의 대사율을 높게 유지해야 한다. 그러므로 균형 있는 식이요법을 하면서 걷기나 조깅 중간에 쉬지 않고 할 수 있는 낮은 강도의 유산소성 운동과 가벼운 웨이트 트레이닝을 규칙적으로 꾸준히 실시하면 체지방율을 낮추면서 우리 몸의 면역능력도 높이게 된다.

1) 주의 사항

① 운동 계획을 세심하게 수립해야 하고 자기 확신이 필요하다.

② 전신적인 운동을 낮은 강도로 중간에 쉬지 않고 30분 이상 지속적

으로 시행한다.

③ 자신에게 맞는 운동 강도와 시간을 고려한다.

④ 운동 도중이나 직후에 심박수를 측정하는 습관을 기른다.

⑤ 그날그날 전신 상태에 따른 운동의 강약을 조절한다.

⑥ 지칠 때까지 운동을 했으므로 그만큼 효과가 빨리 올 것이라는 생각은 금물이다.

⑦ 체중보다는 체지방의 감소를 목표로 한다.

⑧ 식생활의 개선과 병행해야 효과를 거둘 수 있다. 예를 들어 야식을 금한다.

⑨ 운동 전후에 준비운동과 정리운동을 꼭 한다.

⑩ 식후 30분 이내에는 운동을 하지 않는다.

⑪ 아침에 일어나자마자 하는 운동은 위험할 수 있다.

⑫ 동작을 반복하는 운동이 좋고 겨울철에 냉기를 직접 받지 않도록 한다.

2) 효과적인 운동

체중(체지방)감량 운동프로그램은 반드시 과다 체중자 또는 비만환자의 개인적 특성인 성, 연령, 생리적, 의학적, 직업적, 생활환경적 등을 고려하여 구성되었을 때 성공할 수 있다. 비체계적, 비과학적인 운동은 체지방 감량보다는 오히려 운동 상해를 포함한 수많은 부작용을 초래하기 때문이다.

운동지도자와 운동수행자가 기본적으로 인지해야 할 체지방 감량운동의 일반적인 원리와 방법은 다음과 같다.

① 운동요법과 음식조절을 병행하면 효율이 높다.

체지방 감량은 밤늦게 먹는 야식이나 조식, 중식, 석식과 같은 주식 사이에 먹는 간식과 같이 불필요한 열량 섭취를 제한하고 운동을 통한 소비열량을 늘렸을 때 성공할 수 있다.

② 유산소성 운동이 효과적이다.

체지방 감량에 효과적인 유산소성 운동은 빠르게 걷는 속보, 조깅, 사이클링처럼 대근육 집단이 가능한 많이 동원되는 운동으로서, 동작이 리드미컬(율동적)하고 지속적 이어야 하고, 즐길 수 있어야 하며, 운동 시간과 운동 빈도 특히 운동 강도가 상대적으로 적절히 계획되어져야만 한다.

③ 운동 강도가 낮을수록 지방 소모율이 높다.

운동 강도가 높을수록 소비열량은 많아진다. 그러나 운동에너지는 강도가 높을수록 무산소성 에너지 대사체계에 대한 의존도가 커지면서 지방보다는 근육당질(글리코겐)의 이용률이 높고, 강도가 낮아질수록 유산소성 대사체계의 이용이 많아지면서 보다 많은 양의 지방을 에너지 연료로서 활용하게 된다.

각 개인에게 적절한 운동 강도수준은 특정 운동을 얼마나 오랫동안 지속할 수 있는 가에 달려 있다. 일반적으로 운동 중 또는 운동직후의 심박수가 최대심박수(최대심박수 = 220-나이)의 60~80% 수준이 적당하다. 이 정도 수준의 운동 강도는 개별적으로 운동이 「'약간 가볍다' ~'다소 힘들다'」는 느낌을 갖는 운동 강도에 해당한다.

④ 운동시간이 길어야 지방소모가 많아진다.

지방연소에 적절한 운동 강도가 낮기 때문에 단위시간당 소비하는 열량이 적을 수밖에 없다. 따라서 보다 많은 양의 지방을 소모시키기 위해서는 운동시간이 가능한 길어야 한다.

적정 운동시간은 체중감량목표, 운동의 종류, 운동 강도 및 운동 빈도에 따라 달라지는데 일반적으로 1회 운동시간은 30~90분 정도가 적당하다. 구체적으로, 격일제로 1주일에 3일(회) 운동하는 사람은 1회 운동 시 80~90분, 4일 운동 할 경우 60~80분, 5일 이상 운동할 경우 30~60분 동안 지속하여야 가시적인 효과를 볼 수 있다.

⑤ 1주일에 4일 이상 운동해야 성공할 수 있다.

적정 운동 강도・시간・종목(유형)을 기본 전제로 1주일에 최소한 4일 이상 규칙적으로 운동했을 때 비로소 체지방 감량에 성공할 수 있다. 1회(일) 운동을 2~3시간 지속한다 할지라도 1주일에 1~2번 운동할 경우 큰 효과를 기대하기 어렵다. 가능하다면 1주일에 5~6일(회)정도 수행하는 것이 바람직하다.

⑥ 장기적인 운동프로그램이 성공의 비결이다.

지방 1kg은 약 9,000kcal(지방 1g = 약 9kcal)에 해당하고, 일반성인의 1일 섭취열량은 약 1,800~2,500kcal 정도이며, 30~60분간의 유산소성 운동을 통하여 약 250~500kcal의 열량을 소비할 수 있다. 따라서 짧은 기간 동안에 현저한 체지방 감량은 기본적으로 불가능하다.

과다 체중자 또는 비만환자가 생리적으로나 의학적으로 인체에 부작용을 초래하지 않고 체지방량을 꾸준히 줄여가기 위해서는 장기적인 운동계획을 세워야 한다.

일반 성인이 운동과 음식조절을 병행하였을 때 실현가능한 체지방 감량수준은 1주일에 약 0.5kg(지방 500g) 정도이다. 그러므로 체지방량 5kg을 줄이기 위해서는 10주 이상의 운동 프로그램이 요구되는데, 일반적으로 체지방 감량 목표는 1개월에 1.5~2kg으로 설정하는 것이 바람직하다.

⑦ 운동프로그램의 초기(적응단계가 성패를 결정한다.)

운동프로그램은 크게 초기(적응)단계 → 발전/향상(감량)단계 → 유지단계의 3단계로 구성·적용하는 것이 바람직하다.

일반적으로 과다 체중자나 비만환자는 신체적 활동을 싫어하고, 체력이 약하며, 특히 자신의 체중에 비하여 호흡 순환기능과 근육 관절계 기능이 미흡하다. 또한 운동에 적응이 되어 있지 않으므로 갑작스런 운동에 의한 상해 또는 과중한 신체적 부담에 의한 심리적 위축에 노출되어 있다. 따라서 초기 프로그램의 내용이 이들의 장기적인 운동요법 적용의 성패를 결정하게 된다.

연령, 체력수준, 운동경험 여부에 따라 개인차가 있으나 운동 프로그램의 초기단계는 약 4~8주 정도가 소요되며, 이 시기의 운동 목표는 체지방 감량보다 운동에의 적응, 운동요령 습득, 운동 중에 자신의 체중을 감당할 수 있는 기본적인 체력향상에 두어야 한다.

구체적으로 운동유형은 체중부담이 적은 수영 또는 고정식 사이클링이 좋으며, 운동 강도는 최대심박수의 50~70% 수준을 유지하고, 1회(일)운동시간은 15~20분부터 시작하여 서서히 30~40분까지 늘려가고, 운동 빈도는 1주일에 2회에서 3회로 단계적으로 늘려나가는 것이 좋다.

⑧ 다양한 운동유형이 운동의 효과를 높여준다.

한 가지 형태의 운동을 천편일률적으로 지속할 경우 오래지 않아 십중팔구 운동에 대한 지루함과 싫증을 느끼게 된다. 초기단계에는 1~2종류의 운동유형(사이클링+걷기, 수영+웨이트 트레이닝/사이클링)을, 감량(발전/향상) 단계에서는 3~4종류의 운동유형(속보+웨이트 트레이닝+사이클링+조깅 등)을 설정하고, 요일에 따라 운동 강도와 운동시간에 변화를 주는 것이 바람직하다.

⑨ 운동초기단계에는 체중의 변화가 적다.

많은 운동지도자나 체지방 감량자들이 운동프로그램의 초기단계에

체중감소가 빠르게 나타나지 않기 때문에 실망하거나, 심지어 운동의 효과를 의심하기도 한다. 이와 같은 현상은 초기단계의 운동량(소비열량)이 적은 이유도 있지만 다음의 생리학적 배경으로써 설명할 수 있다.

체지방 감량자가 규칙적인 운동을 실시하게 되면

- 근 섬유(세포)의 비대에 의한 근육의 부피(사이즈)가 증가할 수 있고,
- 근 세포내의 산소 및 수많은 산화효소의 함유량이 많아지고,
- 근세포의 에너지 연료, 특히 글리코겐 및 물(H2O) 함유량이 증가하고,
- 결합조직(connective tissue)이 단단해지고 굵어지며, 총 혈액량(total blood volume)이 1주일에 약 50ml 또는 약 1파운드 정도 증가할 수 있다
- 지방 연소가 증가됨에 따라 체 지방 축적이 감소하기 시작한다.
- 외형적으로 체중의 큰 변화를 보이지 않으나 실질적으로는 체지방량이 감소되고 반면에 체중과 체액이 증가하는 경우가 있다. 그러므로 다이어트를 위한 운동을 할 때는 유산소 운동에 집중하는 것이 좋다.

참고문헌

1. 박인국 역(Trudy Mckee & James R. Mckee 공저)(2004). 생화학 길라잡이, 서울 : 라이프사이언스
2. 한국운동생리학회(2011). 운동생리학, 서울 : 한미의학
3. 정일규, 윤진환(2011). 휴먼퍼포먼스 운동생리학, 서울 : 대경북스
4. 박승한, 류호상, 권영우(2011). 운동과 건강, 영남대학교출판부

5. 김기진, 이원재, 이성노, 천우광, 조창모, 안나영, 이태현, 홍참배(2010), 스포츠와 건강의 과학적 이해, 계명대학교출판부

6. 강희성 역(Jack H. Wilmore & David L. Costill 공저)(2008). 운동과 스포츠 생리학. 서울 : 대한미디어

7. 김재구, 노호성(2009). 운동처방 총론. 대경북스

8. 김영빈, 김명일(2005). 운동처방 에센스. 대경북스

9. 장경태, 최대혁, 박현, 고영환, 이대택, 김상원(2000). 체력평가와 운동처방. 도서 : 한미의학

10. 차연수, 박현, 이경혜, 김현수(2006). 실천을 위한 식생활과 운동. 도서 : 라이프사이언스

유행 : 그냥 흉내 내기?

미국의 비만 확산 현상은 유전적 체질이나 개인의 선택보다는 집단행동과 더 큰 관련이 있다는 최신 연구가 나왔다고 사이언스 데일리가 2012년 6월 14일에 보도했다. 뉴욕 시립대 연구진은 비만 확산의 공간적 패턴을 연구한 결과 비만의 지역성과 식품 판매 및 유통, 즉 슈퍼마켓 경제의 성장 패턴 사이에서 상관관계를 발견했다고 사이언티픽 리포츠지에 발표했다. 이들은 "비만이 시장에 의해 좌우되는지 혹은 그 반대인지 알려지지 않아 인과관계를 주장할 수는 없지만 개인의 행동에 초점을 맞춰서는 비만이라는 유행병 문제를 해결할 수 없다"라고 지적했다.

세계보건기구(WHO)는 비만을 암이나 당뇨 같은 전 세계적 유행병으로 보고 있으며 마이클 블룸버그 뉴욕 시장은 비만 퇴치를 위해 설탕이 든 청량음료의 1회 제공 용량의 제한을 추진하고 있다.

비만은 섭취 열량 증가 및 신체활동 부족과 관련돼 있어 개인의 행동을 바꾸는데 예방 정책의 초점이 맞춰지고 있다. 그러나 전염성이 없는 비만이 공간적인 집단화 양상을 보이고 비만의 확산은 사회적 압력과 세계적인 경제 요인에 크게 좌우되는 것으로 나타나고 있다. 연구진은 이에 따라 집단행동이 유전적 요인이나 개인의 선택보다 비만 확산에 더 큰 요인이 될 것이라는 가정에서 출발, 임계 현상에 관한 물리학 법칙에 기반을 둔 분석을 집단행동에 적용했다.

이들은 미국 질병통제센터(CDC)가 각 카운티 별로 조사한 2004~2008년 사이 비만 확산 양상을 바탕으로 특정 연도의 공간적 상관관계를 분석했다. 미국의 비만은 진앙지인 앨라배마주 그린 카운티를 중심으로 애팔래치아 산맥 주변지역과 미시시피강 남부 협곡 등 두 곳에서 지름 1천㎞의 집단화 현상이 나타났다. 또 이 기간에 두 집단의 주변 지역에서도 유사한 비율의 비만 인구 비례가 나타난 것으로 밝혀졌다. 연구진은 인구 밀도와 성인 비만 및 당뇨 비율, 암 사망률, 경제활동 등 지역 특성을 조사한 결과 집단 특성과 비만의 확산은 물리학의 2차 상전이(相轉移)처럼 임계점이 돼야 강력한 상관관계가 드러난다고 밝혔다.

연구진은 “이 연구의 결론은 비전염성 질병이 바이러스처럼 확산된다면 분명 환경 요인이 작용한다고 봐야 한다는 것”이라고 강조했다(연합뉴스)

스웨덴 연구팀 “유전적 영향 커”… 美 연구팀 “후천적 영향도 무시 못해”

2009년 09월 14일

오늘도 이 핑계 저 핑계 대며 헬스클럽에 안 가고, 소파에 드러누워 맥주를 홀짝홀짝 마시는 것은 그 사람 탓이 아니라 조상 탓일 가능성이 크다. 최근 해외연구 결과에 따르면 운동을 좋아하는 사람과 앉아서 TV를 보며 먹는 것을 더 즐기는 사람의 차이는 단순히 의지 차이가 아니다. 우리 뇌 안에 성취욕과 보상심리를 자극하는 유전자의 차이가 크다. 스웨덴 연구팀은 2006년 한 해 동안 일란성 쌍둥이 5334명과 이란성 쌍둥이 8028명이 여가시간을 어떻게 보내는지 지켜봤다. 그 결과 일란성 쌍둥이들은 이란성에 비해 여가생활이 대부분 비슷했다. 연구진은 “유전자가 완벽히 일치하는 일란성 쌍둥이들의 성향이 같다는 것은 유전자가 인간의 행동에 영향을 주는 것으로 볼 수 있다”라고 분석했다. 연구진이 주목하는 것은 사람에게 즐거움과 기쁨을 주는 ‘도파민’이라는 신경전달 물질이었다. 실험쥐 곁에 쳇바퀴를 두면 다른 실험쥐가 자고 있는 밤 시간에도 계속 바퀴를 돌리며 뛰는 쥐들이 있다.

연구진은 실험쥐가 민감하게 반응하는 코카인 성분이나 ‘리탈린’을 뇌에 투입했다. 리탈린은 ‘주의력결핍 과잉행동장애(ADHD)’를 앓는 아이들에게 투여하는 약물로 집중력을 높여준다. 보통 쥐들이 쳇바퀴를 구르고 있을 때 마약성분인 코카인을 주입하면 쥐들은 더 열심히 달렸다. 반면 원래부터 뛰는 것을 좋아하는 쥐들은 약물 투여 여부에 따른 차이가 없었다. 연구진은 “많이 뛰는 쥐들은 일반 쥐들과 달리 약물이 주는 영향이 거의 없다”며 “뛰는 행동 자체에서 이미 기쁨을 느끼기 때문”이라고 분석했다.

그러나 유전자는 운동을 시작하게 하는 ‘시작 버튼’에 불과하다는 의견도 있다. 미국 워싱턴대 글렌 덩컨 운동사회학과 교수는 “학교 내 쌍둥이들의 유전자와 운동 시간을 비교해보면 유전자보다 환경적인 요인이 더

우세했다"라고 말했다. 즉 운동을 열심히 하는 성향을 보였던 실험 대상자들도 눈앞에 계단과 에스컬레이터가 있으면 힘들게 계단으로 올라가는 대신 에스컬레이터를 택한다는 것이다. 덩컨 교수는 "몸을 자주 움직일 수 있도록 환경을 마련하는 것이 더 중요하다."라고 말했다.

수면과 비만 : 어린이 비만 가장 큰 원인은 "수면부족"

어린이들의 비만이나 과체중은 고르지 못한 식생활이나 활동부족보다는 수면 부족일 때문일 가능성이 더 큰 것으로 나타났다.

이런 사실은 뉴질랜드 오타고 대학 연구팀이 지난 2001년부터 2002년 사이에서 태어난 250여명의 뉴질랜드 어린이들을 대상으로 한 조사에서 밝혀졌다. 뉴질랜드 언론에 따르면 오타고 대학 연구팀은 3세에서 5세 사이 어린이들이 밤에 1시간 더 자는 것은 7세 때 체중 대 신장 비율이 낮아지는 것과 관계가 있는 것으로 나타났다고 밝혔다. 연구팀은 브리티시 메디컬 저널에 발표한 논문에서 "이는 중간 신장 어린이는 7세 때 0.7kg의 차이에 해당한다. 1시간 더 잘 때 7세 때 과체중이나 비만의 위험이 61% 정도 줄어드는 것으로 나타났다"고 말했다. 연구팀은 3세에서 5세 어린이들은 측정 결과 하루에 평균 11시간 정도 자는 것으로 나타났다며 많이 자는 그룹과 적게 자는 그룹의 차이는 3시간 이상 된다고 말했다. 연구팀은 신체 활동 수준, 음식물 섭취, 출생 시 몸무게, 임신 중 흡연, 교육, 체중 등 어머니 때문인 요인 등이 모두 영향을 미친다고 해도 가장 큰 원인은 수면과 체중 관계인 것으로 보인다고 밝혔다. 연구팀의 일원인 배리 테일러 소아과 교수는 이전의 연구에서도 수면 부족과 어린이 비만 사이에 연관이 있는 것으로 밝혀졌으나 오랜 기간에 걸쳐 보다 완벽하게 연구가 이루어진 것은 이번이 처음이라고 말했다. 그는 오타고 대학이 있는 뉴질랜드 남섬 더니든 지역에서 실시된 이번 연구에서 어린이들의 4분의 1 정도가 7세 때 과체중인 것으로 나타났다면서 "그러나 활발한 신체 활동 여부는 7세 때 과체중이든 아니든 거의 아무런 영향을 미치지 않는 것으로 보인다."라고 설명했다. 그는 "먹는 음식물은 어느 정도 영향을 미치지만 실질적으로 가장 큰 요인은 짧은 수면"이라고 강조했다. 그는 이어 사람이

취하는 수면의 양은 물질대사와 식욕을 통제하는 호르몬 수치를 바꾸고 그렇게 됨으로써 먹는 양도 달라진다며 "우리는 수면이 그렇게 큰 영향을 미친다는 사실을 발견하고 무척 놀랐다."라고 말했다. 그는 "채소와 과일 섭취의 비율이 더 중요하고, 신체 활동 수준이 역시 더 중요한 것으로 생각했었다."라고 말하며 많은 연구에서 어린이든 어른이든 수면의 양이 지난 30년 동안 크게 줄어든 것으로 나타나고 있다고 지적했다. 그는 수면이 줄어든 이유에 대해 전자 게임과 텔레비전 등이 원인인 것으로 보인다고 말했다. [연합] 2011.05.30

X. 스트레스와 운동

1. 현대인은 왜 불행하고 스트레스를 받는가?

현대사회에서 오는 경쟁에 대한 강박증 및 과도한 업무의 반복은 스트레스 발생시킨다. 스트레스란 적응하기 어려운 환경이나 조건에 처할 때 느끼는 심리적, 신체적 긴장상태를 뜻하며, 이런 상태가 오래 지속되면 심장병 위궤양, 고혈압 등의 신체적 질환을 일으키기도 하고 불면증이나 신경증, 우울증 등의 심리적 증상을 보이기도 한다.

과도한 스트레스가 지속되면, 만성스트레스 완전연소증후군(Burn out syndrome)에 빠지기도 하는데, 이는 스트레스로 인한 뇌의 기능 감소로 인해 스트레스성 호르몬이 과다로 분비된 상태를 말하며, 심리적 탈진과 불행을 일으키는 원인이 된다.

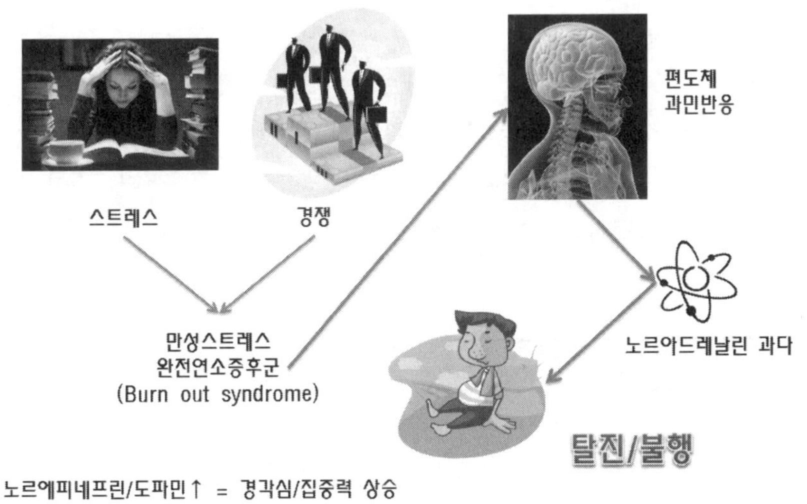

그림 **10-1.** 스트레스와 호르몬

2. 스트레스는 뇌를 부식시킨다.

뇌는 인간의 감정과 신체를 조절하는 중요한 기관으로써 스트레스로 인한 신체적, 감정적 조절을 담당하고 있다. 인간이 스트레스 상태에 빠지는 초기 단계에서는 스트레스에서 벗어나기 위해 뇌를 활성화하기 위한 글루탄산염(Glutamine), 신경세포성장인자(BDNF), 세로토닌(serotonin), 인슐린유사성장인자(IGF-1) 등의 물질이 활발하게 분비되어 행복의 감정을 느끼게 할 수 있도록 도움을 주지만, 스트레스가 지속될수록 글루탄산염의 과다 및 뇌 기관(특히, 해마)의 세포손상, 코티졸(cortisol)의 과도한 분비 등이 나타나면서, 뇌 활동이 과도하게 활성화되어 공포 및 불안의 감정이 생성된다.

이러한 스트레스가 지속되면, 뇌세포의 수상돌기가 퇴화되어 새로운 정보에 대한 자극 역치점이 상승되고, 학습능력의 감소 등이 나타나기도 한다.

3. 우울과 행복을 결정하는 뇌 안의 중요물질 3요소

뇌에는 신경 전달을 조절하는 중요한 물질이 존재하며, 글루탄산(Glutamine)은 뇌를 활성화하는데 관여하고, 감마 아미노부티르산(Gamma-aminobutylic acid; GABA)는 세포활동을 억제한다. 신경전달물질을 조절하는 뇌에서 분비되는 호르몬에 의해 조절되며, 특히 감정, 행복 그리고 스트레스는 주로 세 가지 호르몬에 의해 조절된다.

표 **10-1.** 호르몬과 기능

호르몬	기능
도파민(dopamine)	학습과 보상, 호기심에 관여
노르아드레날린(Noradrenalin)	충동, 공격, 집중, 인지, 의욕에 관여
세로토닌(Serotonin)	기분, 충동, 분노, 공격성의 조절

4. 반복된 스트레스에 의한 뇌 조절 호르몬의 반응

스트레스가 발생하면, 기분과 충동, 공격을 조절하는 세로토닌과 충동, 공격, 집중과 관련된 노르아드레날린 및 도파민의 분비량이 증가하게 된다. 그러나 스트레스가 지속되면, 세로토닌의 양은 감소하며, 도파민 및 노르아드레날린의 분비량이 증가하게 되고, 결국 호르몬의 자가 억제가 불가하게 되어 뇌의 감정을 조절하는 기관인 편도체(Amygdala)를 과열시키게 되어 불안과 분노가 지속되고 공황장애에 빠지게 하는 원인이 된다.

세로토닌은 도파민 및 노르아드레날린과는 달리 공격성, 충동성, 폭력성, 의존성, 중독성 등의 감성을 조절하는데 도움을 주면, 주의집중과 기억력을 향상시키고, 행복감을 느끼게 해주는 중요한 호르몬으로 알려지고 있으며, 운동에 의해 증가할 수 있는 것으로 알려지고 있다.

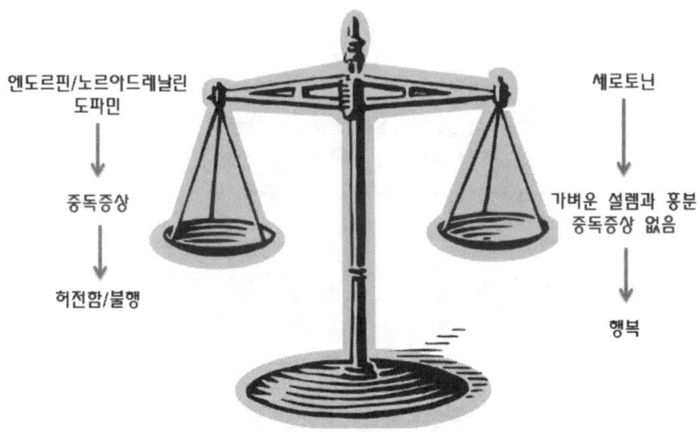

엔도르핀/노르아드레날린
도파민
중독증상
허전함/불행
세로토닌
가벼운 설렘과 흥분
중독증상 없음
행복

그림 **10-2.** 스트레스와 뇌 조절 호르몬

5. 뇌 건강의 중요변수는 운동이다.

운동은 뇌 활동의 촉진하며, 항스트레스성 호르몬을 증가시키는 것으로 알려지고 있다. 뿐만 아니라, 스트레스에 대한 한계점을 상승시키며, 뇌세포를 활성화하고 세포를 재생하는 추가적인 효과도 있음이 밝혀지고 있다.

표 **10-2.** 운동에 의한 뇌에서의 효과

운동에 의한 뇌에서의 효과	
뇌의 세포 활성화	• 해마의 세포강화, 신경재생능력 강화 • 섬유아세포(Fibroblast), 혈관내피세포(vascular endothelial cell)의 증가 • 세로토닌 수치 상승 • 근육의 근방추 민감도 하강(스트레스 감소)
뇌의 가소성 증가	• 뇌세포 성장 물질의 증가 • BDNF의 증가 • VEGF, IFG, FGF, NGG가 증가
학습능력 향상	• 정신적인 환경을 최적화 • 각성도와 집중력 향상 • 신경세포의 상호조절 효과 증가 • 해마에서의 새로운 신경세포의 발달 촉진

6. 뇌 발달을 위한 일반적인 운동 방법

뇌를 발달시키는데 운동이 도움이 된다고 알려져 있지만, 운동방법에 대한 내용은 잘 알려져 있지 않다. 뇌를 발달시키는데 적합한 운동은 운동 강도, 지속시간, 운동의 방법을 고려할 수 있다.

표 **10-3.** 뇌를 위한 운동방법

뇌를 위한 운동방법	
운동강도	1. 강도 높은 운동 - 어려운 지식을 습득하기에 적절하지 않음 - 뇌로 혈액이 이동하는 것을 방해하여 인지기능 둔화 2. 보통강도의 운동 - 인지력의 유연성이 상승 - HRmax의 60~70%가 적합
운동 지속시간	유산소 운동을 주 2~3회 30분 정도를 실시한 경우 인지기능 향상
운동방법	• 여러 근육을 사용하는 복합운동이 적절 • 유산소 운동만 실시하면 뇌발달에 제한 • 유산소+복잡한 운동이 효과가 있음 예) 테니스, 배드민턴 등

7. 불안 증세에 대한 운동의 효과

운동은 불안에 대한 관심을 다른 곳으로 분산시키며, 근육의 긴장을 완화시킨다. 또한 세로토닌 분비에 의해 신경세포가 안정화되면서 가용한 뇌의 자원을 확장시킨다.

세로토닌의 놀라운 효과

- 전두엽 피질의 실행능력을 향상시키고, 편도체 진정효과가 있다.
- 감마아미노부티르산/신경세포 성장인자가 상승하여 기억향상 효과가 있다.

불안의 감정은 운동과 마찬가지로 교감신경계를 활성화하는 동일한 체계를 가지고 있다. 그러나 운동의 자극은 긍정적이고 스스로 일어난 것이기 때문에 공포에 대한 기억을 대체하여 뇌가 행복을 느끼게 하는

데 도움이 된다. 또한 세로토닌의 효과로 인해 난폭, 충동과 관련된 도파민, 노르에피네프린이 대체됨으로써 감정이 억제되면, 스트레스에 대한 자극이 운동에 의한 효과로 대체되는 효과가 있을 수 있다.

8. 운동에 의한 우울증 예방 효과

우울증에 대한 과학적인 원인을 밝혀지지 않았으나, 우울증 환자는 대뇌피질의 회색질이 수축되어 감정, 기억, 의식의 기능이 저하되어 있음이 보고되었다. 또한 스트레스 반응의 주체인 해마와 편도체의 모양도 변형되어 전반적인 뇌의 기능이 상실된 상태를 나타낸다.

운동은 BDNF를 활성화시켜 항우울제와 같은 효과가 있으며, 뇌 전체의 화학작용을 교정하여 우울증에 대비할 수 있도록 해준다.

우울증에 좋은 운동방법

- 높은 강도 운동 : 주 3~5회 : 약 50% 증세완화
- 낮은 강도 운동 : 주 3~5회 : 약 30% 증세완화

따라서 우울증에는 약간 높은 강도의 운동을 하는 것이 권장된다.

9. 주의산만(ADHD)와 운동

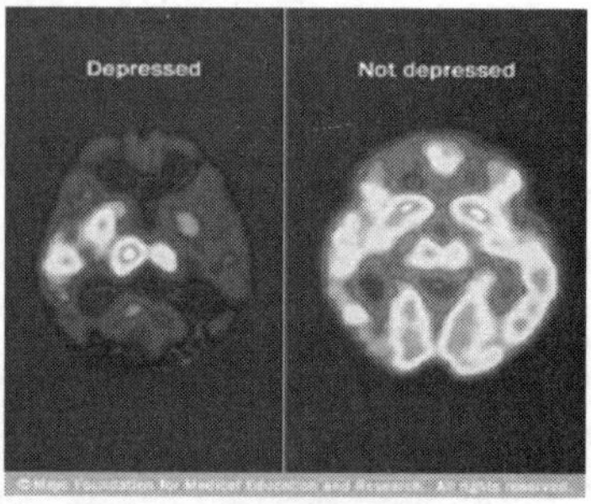

그림 **10-3.** 스트레스에 의한 뇌의 해마와 편도체의 변화

운동은 아동의 주의력결핍과잉행동장애(attention deficit hyperactivity disorder ; A옹)의 감소에도 효과를 준다. 일반적으로 ADHD에는 약물을 이용하거나 심리적 방법을 이용하지만 운동이 주의산만에 좋은 역할을 할 수 있음이

알려지고 있다.

태권도, 무술, 체조, 암벽타기, 산악자전거 등 대근군을 사용하는 운동이 주로 추천되어지며, 이는 뇌의 균형, 타이밍, 연속동작, 동작판단, 행동변경, 실수교정, 미세한 근육조절, 자제력, 집중력을 담당하는 기관을 활성화시킴으로써 주의산만을 조절하는데 도움을 준다.

주의력결핍과잉행동장애에 좋은 운동 강도

- 남아 : HRmax의 75% 이상
- 여아 : HRmax의 65~75%

10. 운동과 여성의 두뇌건강

여성은 일생동안 월경을 통해 호르몬의 변화를 크게 경험하는데, 에스트로겐/프로게스테론은 뇌 변연계 전체의 세로토닌 수용체와 도파민 수용체를 증가시키는 것으로 알려져 있다. 따라서 적절한 운동은 세로토닌 수치를 높여 도파민과 노르에피네프린을 균형 있게 조절하고, 특히 적절한 유산소 운동은 월경전 증후군(Pre Menstrual Syndrome; PMS)의 정신적 증상을 완화하여 우울, 긴장감을 낮추는데 도움이 된다.

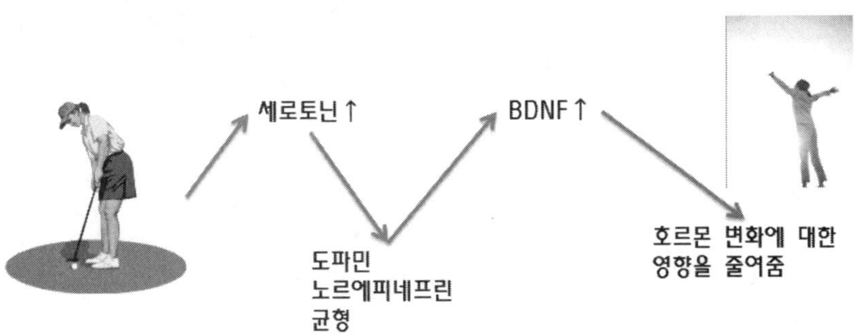

그림 **10-4.** 운동과 호르몬의 변화

또한 임신 중에는 에스트로겐 및 프로게스테론의 수치가 증가하여, 불안 및 우울증이 감소하는 경향을 보이는데, 출산 이후 급격히 감소하는 호르몬에 의해 산후우울증이 올 수 있으며, 운동은 세로토닌의 활성화를 통해 우울증을 감소시키는 효과를 보인다. 이러한 효과는 폐경기 여성의 호르몬 저하와 운동의 우울증 개선효과와 관련되어 있다.

여성을 위한 운동요법

- 최소 주 4회 이상 : HRmax의 60~65%로 빠르게 걷기, 달리기, 복합운동 실시
- 임산부/폐경기 여성 : 적정 강도의 유산소 운동 매일 30분

11. 노화와 운동에 따른 치매 예방

인체가 노화됨에 따라 심장혈관질환 및 대사질환이 상승하고, 뇌의 세포성장에 관여하는 BDNF의 생성량을 감소하게 된다. 비만증환자 및 심장질환자는 치매나 알츠하이머 발병률이 일반인에 비해 2배가 높다.

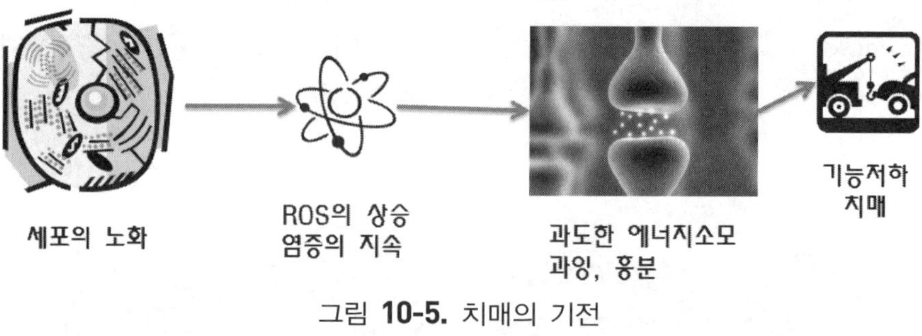

그림 **10-5.** 치매의 기전

세포 노화에 따른 활성산소(Reactive oxygen species; ROS)의 증가는 뇌에서의 염증반응을 촉진시키며, 베타아밀로이드와 같은 단백질의

침착성을 증가시킨다. 전두엽 및 측두엽에서의 퇴행성 장애가 가장 크게 나타나며, 인지력 감소와 신경 퇴행성 질환을 보이게 된다.

표 **10-4.** 치매종류와 증상

알츠하이머	뇌졸증	파킨슨병
가장 보편적 치매 해마내 아밀로이드 플라그 침착 염증유발	뇌의 모세혈관의 붕괴, 파열, 막힘	도파민 뉴런 고갈 기저핵 기능저하 떨림 등의 증상

치매에 대한 운동의 효과

- 염증 반응이 감소하고 BDNF가 증가하여 알츠하이머 증상이 완화된다.
- 뇌세포 간 연결이 강화되고, 뇌세포 성장을 촉진한다.
- 신경 퇴행성 장애에 대한 저항력 및 회복력이 강화된다.
- 전두엽 및 측두엽 크기가 강화된다.

12. 세로토닌을 증가시키는 생활습관

(1) 세로 토닌을 분비 시키는 행위: 정상적인 인간 생존 행위

1) 씹기 : 작약 활동이 세로토닌을 분비 시킨다. 밥을 먹을 때 천천히 많이 씹어 먹어야 한다. 공부가 안되면 껌을 씹는 것도 좋은 방법이다.
2) 걷기 : 리듬감 있게 걷는 것이 아주 좋다. 계단이 있으면 세로토닌 분비 적기라고 생각한다. 하루 30분 이상 걷는 습관을 가져야 한다.
3) 심호흡 : 리듬감 있는 복식 호흡을 한다.
4) 성생활 : 한국인의 성만족도는 남녀 모두 10% 미만인데 세계 평균은 60~ 70%이다.

13. 세로토닌을 증가시키는 음식(트립토판이 많이 들어 있는 음식)

1) 필수 아미노산 : 땅콩, 요구르트, 참깨, 아보카도, 치즈, 바나나, 낫도, 두부
2) 비타민 B6 : 마늘, 생강, 등 푸른 생선, 돼지, 소고기, 현미
3) 포도당 : 쌀, 바나나

참고문헌

1. 김기진, 이원재, 이성노, 천우광, 조창모, 안나영, 이태현, 홍창배. (2010). 스포츠와 건강의 과학적 이해. 계명대학교 출판부.

2. 장경태, 이정숙. (2005). 건강한 삶을 위한 운동처방기초. 대한미디어.

3. KBS스포츠취재제작팀, 박수현. (2010). 웰리스 : 뇌를 바꾸는 운동 혁명. 랜덤하우스.

4. 존 레이티, 에릭 헤이거먼. (2009). 운동화 신은 뇌. 북섬.

XI. 스포츠 상해의 원인 및 예방

스포츠 중 상해가 많이 발생하는 종목으로는 럭비, 축구, 레슬링, 복싱등과 같은 신체접촉이 많은 종목에서 발생한다. 또한 수상스포츠, 산악스포츠, 동계스포츠 등 자연 속에서 즐기는 스포츠 활동에서도 많은 신체상해가 발생된다.

스포츠 활동은 본질적으로 흥미로운 것이기 때문에 하면 할수록 흥분상태를 수반하게 되며, 이러한 현상은 점차적으로 주의력을 감소나 자기능력을 과신하게 되어 사고의 원인이 된다.

1. 스포츠 상해의 요인

(1) 신체적 요인

- 연령에 따라서 신체 조직의 변화한다. 예를 들어 근력의 약화, 건과 인대의 탄력의 감소, 뼈의 강도의 감소가 있다.
- 편평족, 고궁족 또는 부동지증 등과 같은 신체적 특성에 따라 부상의 빈도가 증가한다.
- 근력이 불균형적으로 발달한다. 좌우 근력의 불균형이 대표적이며, 길항근의 근력의 차이가 클수록 부상의 빈도 증가한다.
- 성별, 건강상태, 음주나 흡연의 유무
- 유연성의 결핍

(2) 운동 요인

- 스포츠의 종목에 따라서 자주 발생할 수 있는 상해에 주의 및 예방이 필요하다.

- 운동의 강도나 양, 빈도가 상해의 큰 원인이 된다.

(3) 환경적 요인

- 스포츠에 맞는 운동기구가 그 요인이다. 예를 들어 운동시설, 보호 장구가 있다.
- 기온, 기압, 습도, 풍속 등의 일기조건도 하나의 요인이라고 할 수 있다.

2. 스포츠 상해 및 사고의 원인

(1) 기술 습득의 부족으로 인한 상해 및 사고

스포츠의 기술이란 신체적인 동작과 환경적 요소(풍향, 풍속, 광선 등)와 같은 외부의 자극을 식별하고 판단하여 실행하는 것이다. 반복 훈련을 통하여 대뇌의 반응과 근 신경의 지배력의 발달은 높은 숙련도와 함께 속도에 대한 감각이 조정되어 민첩하고 정확한 동작을 수행할 수 있게 된다. 따라서 기술의 습득의 부족으로 인한 공을 받지 못하여 손가락이 삔다거나, 상대 선수와의 충돌을 피하지 못하여 생기는 상해 등을 예방할 수 있다.

(2) 지식의 부족으로 인한 상해 및 사고

스포츠들은 그 스포츠와 관련된 다양한 지식을 필요로 한다. 이때 필요한 지식을 갖추지 못하면 사고가 발생할 가능성이 커지게 된다. 스포츠의 규칙을 습득하지 못하여 생기는 상해와 사고, 기구와 시설의 사용방법을 몰라서 발생하는 사고들이 많다.

(3) 과욕으로 인한 상해 및 사고

자신의 체력으로 견디기 어려운 훈련을 지속적으로 하였을 때 심신의 피로가 누적되어 사고력과 판단력이 흐려지게 되어, 수의적 운동기능의 저하뿐만 아니라 반사적 운동기능 마저 저하되어 운동 상황변화에 적응하지 못하여 상해를 입을 수 있다.

또한 무리한 웨이트 트레이닝은 근육과 관절에 많은 부담을 주어 상해를 입을 수 있다.

3. 스포츠 상해를 예방하기 위한 준비운동

스포츠 경기나 훈련과정에서는 준비운동을 반드시 하는 것이 불문율이다. 적절한 준비운동은 상해를 예방하고 경기력 향상에 도움을 주는 것으로 그 필요성과 중요성을 인정받고 있다.

효과적인 준비운동은 일반운동과 특정운동 둘 다 포함하여 구성된다. 일반운동은 조깅, 일반적인 스트레칭인 정적 스트레칭과 저항 운동을 포함하며, 특정운동은 스포츠 활동에 적합한 스트레칭인 동적 스트레칭, PNF과 여러 동작들을 포함한다.

(1) 준비운동의 필요성

- 운동 중 많이 사용되는 근육, 건, 인대 등을 적절하게 이완시켜 신체의 기능을 효율적으로 사용 할 수 있도록 한다.
- 정신적, 신체적인 자극을 주어 예상되는 신체활동에 대비 할 수 있도록 한다.

(2) 스트레칭 종류

1) 정적스트레칭
2) 동적스트레칭
3) 고유신경근육촉진 스트레칭(PNF)

4. 스포츠 상해

(1) 염좌

관절에 외부의 힘이 가해져 인대나 관절포가 일시적으로 늘어난 상태, 또는 끊어진 상태를 염좌라 말하며, 이때 관절 주위의 혈관이 파열되어 혈액이 조직 속으로 들어감에 따라 부종과 통증이 생기게 된다.

염좌는 스포츠 상황에서 가장 많이 발생되며 또한 일상생활에서도 많이 발생한다.

스포츠 상황의 예를 들어보면 축구의 태클이나 불규칙한 그라운드의 파인 곳에 빠졌을 때 발생되며, 다른 종목들의 점프 후 착지할 때에 상대의 발을 올라타거나 미끄러지면서 발생한다. 그리고 부츠를 신는 스키에서는 발목의 고정으로 발은 괜찮지만 부츠로는 보호되지 않는 무릎관절에 염좌가 생긴다.

일상생활에서 계단을 잘못 디뎠을 때처럼 불규칙한 보도의 높이차의 원인이 되어 염좌가 많이 발생된다. 이처럼 인체의 모든 관절에서 발생하기 쉬우나 특히 발목관절이나 손가락관절, 무릎관절에서 많이 발생된다.

(2) 타박

타격이나 충돌 등의 외력을 받아 그로 인해 상처부위의 작은 혈관들이 파열되어 피하출혈로 인한 검푸른 반점이 생기게 되며, 시간이 흐

름에 따라 갈색, 노란색으로 변하면서 없어지게 된다.

타박은 스포츠 상황에서 야구의 데드볼이나 격투기에서 타격에 맞았을 때 그리고 넘어졌을 때 많이 발생된다. 여러 상황에서 타박은 신체 모든 부위에서 발생되지만 타박의 부위에 따라서 그 증상들은 달라진다.

(3) 골절

외부에서 가해지는 힘이 뼈의 저항력 보다 크게 되면 뼈가 부러졌거나 금이 간 상태를 골절이라고 하며, 비틀림이나 과도한 근육의 수축도 골절을 유발할 수 있다. 또한 골절은 개방성과 폐쇄성으로 분류된다.

폐쇄성 골절은 피부 손상이 없으며 개방된 상처가 없으며, 개방성 골절은 개방된 상처가 있는 골절이다. 개방성 골절은 부러진 뼈의 끝이 주변의 골격조직 뿐 아니라, 혈관, 신경, 피부를 뚫고 나와 감염과 출혈의 위험성이 높다.

(4) 탈구

탈구는 심한 힘을 받으면 뼈끝이 정상 위치에서 벗어나는 것을 말하며, 탈구 시 관절 주위의 혈관과 근육, 건, 신경, 인대 등이 손상을 입는다. 주로 수지(손가락)관절, 견(어깨)관절에서 많이 발생한다.

탈구 시 미숙련자가 관절을 맞추는 행위를 잘 못 하였을 때에는 2차 손상을 입을 수 있으므로 부목을 이용하여 환부를 고정한 후 병원으로 이송하여야 한다.

5. 응급처치

(1) RICE

운동 중 염좌, 타박상 등의 상해가 발생 하였을 때 통증과 부종이 동반되는 경우 다음과 같은 방법을 실시한다. 손상 직후부터 시작하여 적어도 48시간 동안 지속하며, 이러한 처치가 통증과 염증반응을 감소시킬 뿐 아니라 치유를 촉진한다.

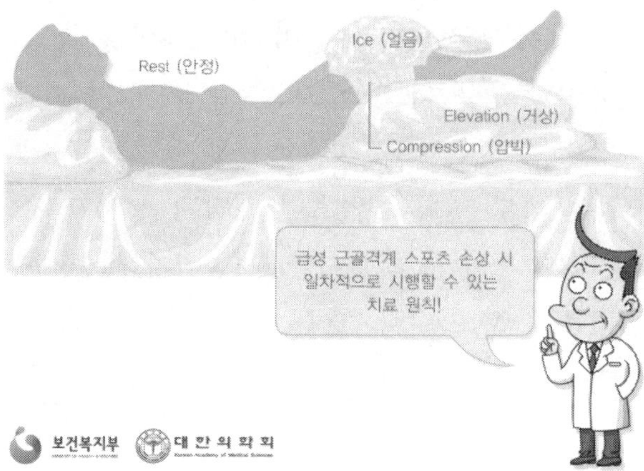

그림 **11-1.** RICE

1) R - 휴식(Rest)

스포츠 활동 중 상해를 입은 경우 황부를 움직이면 증상이 더욱 악화될 수 있으므로 휴식 상태를 유지해야한다. 휴식을 취하면 상처는 더 빨리 회복 될 수 있으며, 휴식은 상해 부위를 쓰지 않고 내버려 두는 것을 의미한다.

상해를 입었을 시 신체를 움직이는 것은 혈액의 순환을 증가시켜 환부를 더 붓게 한다. 환부가 발목관절이나 무릎관절일 때에는 테이핑이나 붕대로 고정시키며, 전신의 부상일 경우에는 쇼크를 예방하기 위해서 부상자를 진정시키고 격려하면서 몸을 따뜻하게 해준다.

심한 염좌, 골절 또한 의사의 특별한 지시가 있을 때를 제외하고는 완전한 휴식보다는 상해발생 3~4일 후 부터는 근조직이 회복 단계에 들어서니 적당한 회복운동을 통하여 상처부위에 혈액순환을 도와 불순물을 제가하며 더 빠른 회복을 돕는다.

2) I – 얼음찜질(Ice)

얼음찜질은 얼음을 직접 또는 간접적으로 환부에 대는 것으로, 내출혈이나 조직액의 유입을 최소한으로 억제하여 환부의 부기와 통증을 막아준다.

상해 후 24~48시간 동안은 매 2~3 시간마다 20~30분씩 얼음찜질을 해주어야 하며, 이때 동상을 방지하기 위해 매 5분마다 찜질부위를 옮기는 것이 바람직하다. 피부는 차가움, 뜨거워짐, 통증, 무감각의 네 단계를 거치게 된다. 따라서 약 20~30분 후에 피부가 무감각해지면 얼음팩을 제거해야 한다.

3) C – 압박(Compression)

상해 부위의 압박은 혈액이나 림프액이 그 부위로 유입되는 것을 막아 붓기를 억제함으로써 회복기간을 단축시킨다. 압박은 피부와 다른 조직이 커지는 능력을 제한해 신체내의 출혈을 감소시킨다.

발, 발목, 무릎, 허벅지, 손, 팔꿈치 같은 곳을 탄력 붕대로 감으며, 탄력 붕대를 감기 전에 움푹 파인 곳은 양말이나 수건 등으로 속을 채워준다. 환부의 몇 인치 아래에서부터 시작해서 위쪽으로 균등하고 약간 조여지도록 나선형으로 겹쳐지게 탄력 붕대를 감아 올라간다.

붕대가 너무 조여졌을 경우에 피부가 창백해지고, 통증이 오고, 무감각해지고 얼얼해지는 등의 증세가 나타나게 되면 즉시 탄력 붕대를 풀고 이런 증상이 사라지고 난 후에 다시 감는다. 또한 멍이 들거나 근육이 놀랜 경우 환부와 탄력 붕대 사이에 패드를 넣어준다.

4) E-환부 높임(Elevation)

환부를 높이는 것은 얼음찜질, 압박과 함께 환부로의 혈액순환을 제한하는데, 이는 신체내의 출혈을 감소시키고, 붓기를 최소화할 수 있게 한다.

상처 부위를 심장보다 높게 하면 출혈이 줄어들고 회복 시 제거되어야 할 불순물의 생성을 억제하는 효과가 있다. 따라서 상처 부위가 붓는 것을 줄일 수 있다. 수면 시에도 상처 부위를 계속 높인 상태로 유지하며, 특히 다리를 높일 때에는 환자가 누워 있을 때 45도 이상의 각도를 유지 하도록 하는 게 효과적이다.

(2) 심폐소생술(CPR)

심장은 온몸으로 혈액을 내뿜는 우리 몸의 펌프역할을 하며, 심장마비는 심장의 펌프 기능이 중단된 상태를 말한다. 심장마비가 발생하면 온 몸으로의 혈액 순환이 중단되기 때문에, 바로 조치를 취하지 않으면 사망하거나 심각한 뇌손상이 일어나게 된다. 뇌는 혈액 공급이 4-5분만 중단돼도 영구적으로 손상될 수 있다.

심폐소생술은 심장마비가 발생했을 때 인공적으로 혈액을 순환시키고 호흡을 돕는 응급치료법이다. 심폐소생술은 심장이 마비된 상태에서도 혈액을 순환시켜, 뇌의 손상을 지연시키고 심장이 마비 상태로부터 회복하는데 결정적인 도움을 주게 된다.

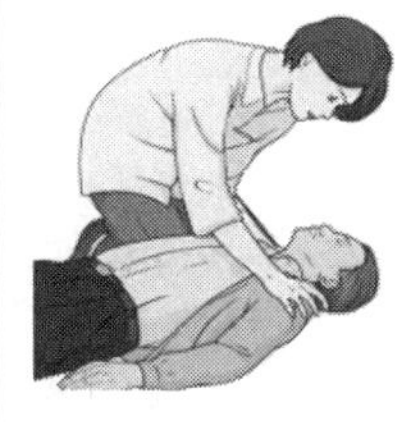	**심정지 확인** 1. 환자의 양쪽 어깨를 가볍게 두드리며, 큰 목소리로 "여보세요, 괜찮으세요? 눈 떠 보세요."라고 소리친다. 2. 환자의 몸 움직임, 눈 깜박임, 대답 등으로 반응을 확인하고(심정지-무반응), 동시에 숨을 쉬는지 또는 비정상 호흡을 보이는지 관찰한다(심정지-무호흡 또는 비정상 호흡). 3. 환자가 반응이 없더라도 움직임이 있거나 호흡을 하는 경우는 심정지가 아니다.
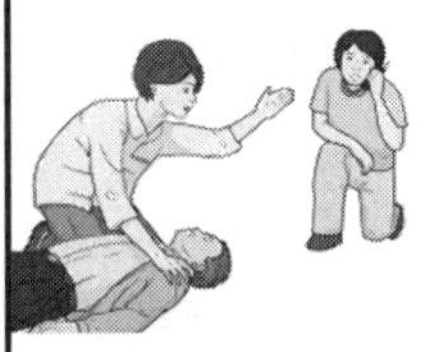	**도움 및 119신고 요청** 1. 환자의 반응이 없으면 즉시 큰 소리로 주변 사람에게 도움을 요청한다. 주변에 아무도 없는 경우에는 즉시 스스로 119에 신고한다. 2. 만약 주위에 자동제세동기가 비치되어 있다면 자동 제세동기를 함께 요청한다.
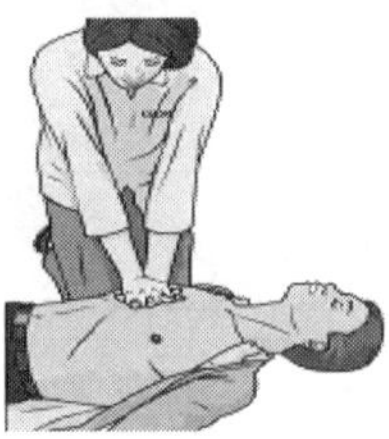 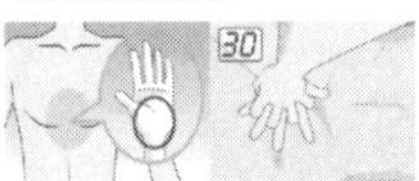 	**가슴압박 30회 실시** 1. 먼저 환자의 가슴 중앙에 깍지 낀 두 손의 손바닥 뒤꿈치를 댄다. 2. 손가락이 가슴에 닿지 않도록 주의하여야 하며, 양팔을 쭉 편 상태에서 체중을 실어서 환자의 몸과 수직이 되도록 가슴을 압박한다. 3. 가슴압박은 성인에서 분당 100~120회의 속도와 가슴이 5-6 cm 깊이로 눌릴 정도로 강하고, 빠르게 압박한다. 또한 '하나', '둘', '셋', ---, '서른'하고 세어가면서 시행하며, 압박된 가슴은 완전히 이완되도록 한다.
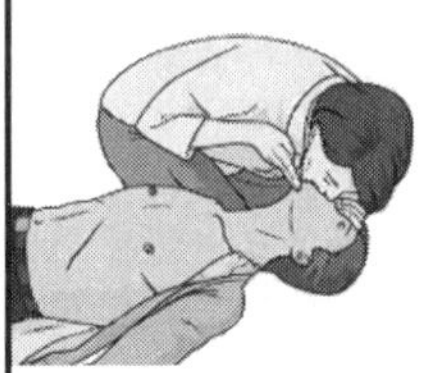	**인공호흡 2회 실시** 1. 인공호흡을 시행하기 위해서는 먼저 환자의 머리를 젖히고, 턱을 들어 올려서 환자의 기도를 개방시킨다. 2. 머리를 젖혔던 손의 엄지와 검지로 환자의 코를 잡아서 막고, 입을 크게 벌려 환자의 입을 완전히 막은 뒤에 가슴이 올라올 정도로 1초 동안 숨을 불어넣는다. 3. 숨을 불어넣을 때에는 환자의 가슴이 부풀어 오르는지 눈으로 확인한다. 숨을 불어넣은 후에는 입을 떼고 코도 놓아주어서 공기가 배출되도록 한다. 4. 인공호흡 방법을 모르거나, 꺼려지는 경우에는 인공호흡을 제외하고 지속적으로 가슴압박만을 시행한다(가슴압박 소생술).

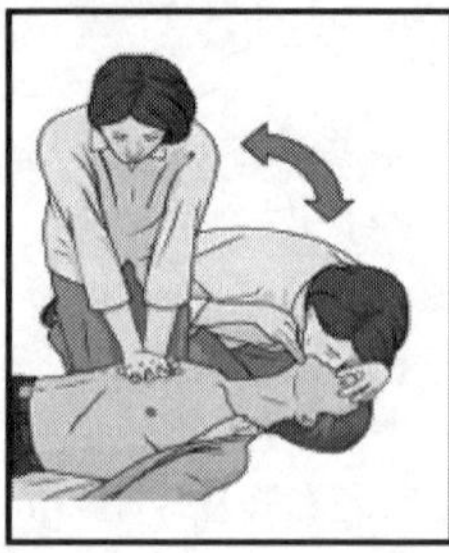

가슴압박과 인공호흡의 반복

1. 30회의 가슴압박과 2회의 인공호흡을 119 구급대원이 현장에 도착할 때까지 반복해서 시행한다.
2. 다른 구조자가 있는 경우에는 한 구조자는 가슴압박을 다른 구조자는 인공호흡을 맡아서 시행하며, 심폐소생술 5주기(30:2 가슴압박과 인공호흡 5회)를 시행한 뒤에 서로 역할을 교대한다.

(3) 자동 제세동기(AED)

자동 제세동기는 심장의 기능이 정지하거나 호흡이 멈추었을 때 사용하는 응급 처치 기기이다. 자동 제세동기는 심폐소생술 교육을 받지 않은 일반인도 사용할 수 있으며, 주변에 심정지환자가 발생한 경우 적극적으로 사용하여야 한다.

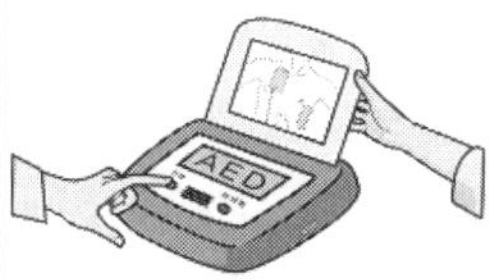

전원 켜기

자동 제세동기는 반응과 정상적인 호흡이 없는 심정지 환자에게만 사용하여야 하며, 심폐소생술 시행 중에 자동제세동기가 도착하면 지체 없이 적용해야 한다.

먼저 자동 제세동기를 심폐소생술에 방해가 되지 않는 위치에 놓은 뒤에 전원 버튼을 누른다.

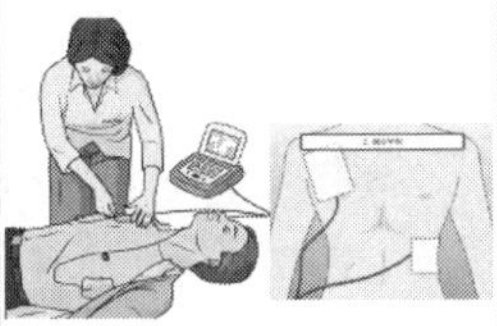

두 개의 패드 부착

패드 1 : 오른쪽 빗장뼈 바로 아래

패드 2 : 왼쪽 젖꼭지 옆 겨드랑이

패드 부착부위에 이물질이 있다면 제거하며, 패드와 제세동기 본체가 분리되어 있는 경우에는 연결한다.

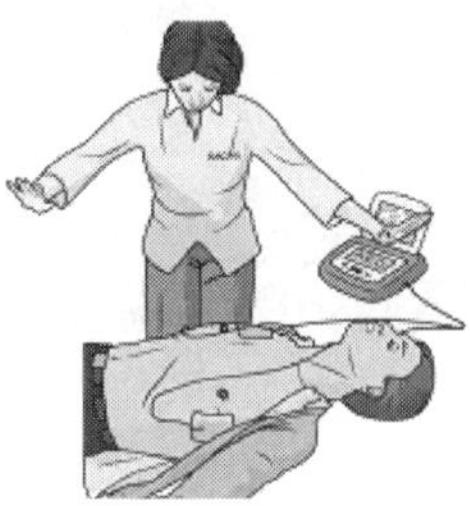

심장리듬 분석

분석 중…"이라는 음성 지시가 나오면, 심폐소생술을 멈추고 환자에게서 손을 뗀다.

제세동이 필요한 경우라면 "제세동이 필요합니다."라는 음성 지시와 함께 자동제세동기 스스로 설정된 에너지로 충전을 시작한다. 자동제세동기의 충전은 수 초 이상 소요되므로 가능한 가슴압박을 시행한다. 제세동이 필요 없는 경우에는 "환자의 상태를 확인하고, 심폐소생술을 계속하십시오."라는 음성 지시가 나온다. 이 경우에는 즉시 심폐소생술을 다시 시작한다.

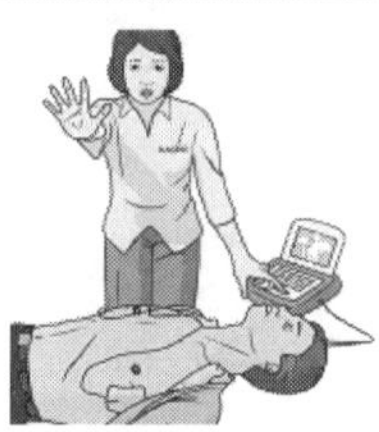

제세동 시행

제세동이 필요한 경우에만 제세동 버튼이 깜박이기 시작한다. 깜박이는 제세동 버튼을 눌러 제세동을 시행한다.

제세동 버튼을 누르기 전에는 반드시 다른 사람이 환자에게서 떨어져 있는지 다시 한 번 확인하여야 한다.

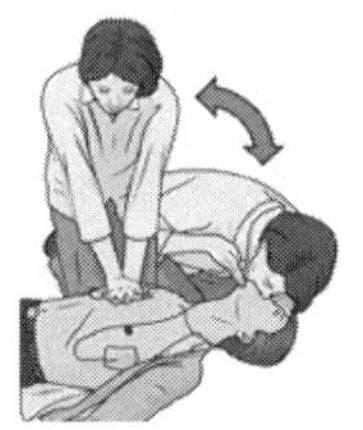

즉시 심폐소생술 다시 시행

제세동을 실시한 뒤에는 즉시 가슴압박과 인공호흡 비율을 30:2로 심폐소생술을 다시 시작한다.

자동 제세동기는 2분마다 심장리듬 분석을 반복해서 시행하며, 이러한 자동제세동기의 사용 및 심폐소생술의 시행은 119 구급대가 현장에 도착할 때까지 지속되어야 한다.

참고문헌

1. 대한스포츠 의학회(2011). 스포츠 의학, 한솔의학
2. 한국운동생리학회 (2013). 스포츠 트레이닝, 라이프사이언스
3. 강형숙 (2003). 21세기 스포츠와 건강관리, 홍경
4. 노재성, 김경란 (2008). 건강과 스포츠 건강관리법과 실전 필라테스, 대경북스
5. 미야케 키미토시 저 (2007). 선수와 지도자고 꼭 알아야할 스포츠 응급처치 재활에서 예방까지, 대한미디어
6. 전영환, 유병인 (2002). 과학적인 운동과 건강, 대경북스
7. 정지웅, 손기수, 김동주 (2010). 응급처치 스포츠 테이핑, 양서원
8. 최원오 (2009). 현대 스포츠와 건강, 대경북스

부 록

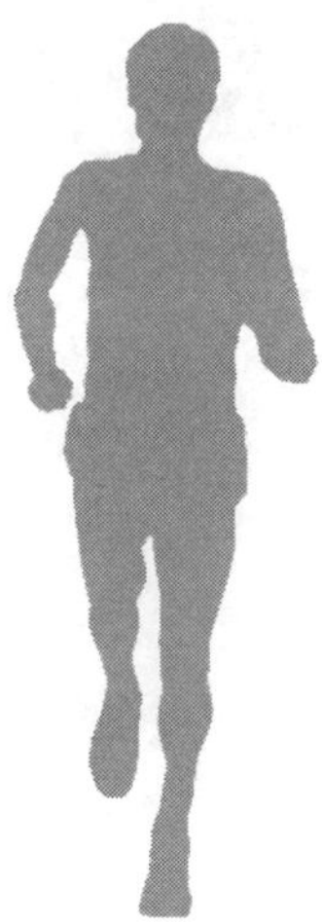

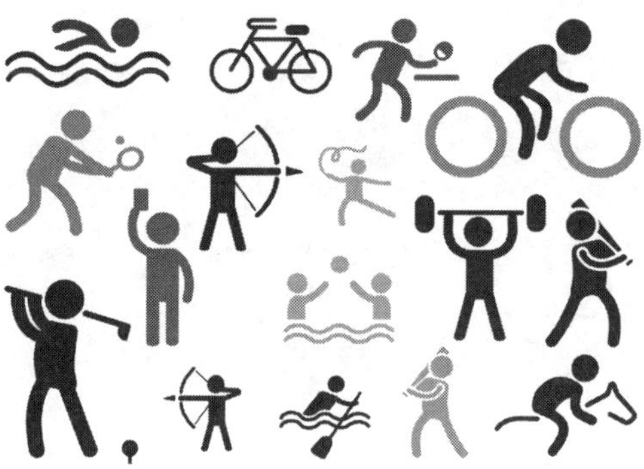

체력검사 기록지. 1

검사항목				측정방법	판정	기록(등급)
심폐 지구력	(VO_2max)	Rockport Walk test	기록	females: VO2 = 139.168 - (0.388 x age) - (0.077 x weight in lb.) - (3.265 x walk time in minutes) - (0.156 x heart rate). males: add 6.318 to the equation for females above.	VO_2max 표 참조	
			종료 심박			
근력	악력	악력계	R			
			L			
	배근력	배근력계				
	복부	복부근력테스트				

체력검사 기록지. 2

검사항목			측정방법	판정	기록(등급)
근 지구력	복부	윗몸일으키기			
	하체	벽에 기대기			
유연성	유연성	체전굴			

Rockport Walk test 및 VO_2max 기준표

[1Mile Work Test] Rockport 걷기 검사에 관한 기준표		
30~69세의 고객 (분 : 초)		
등급	Women	Men
매우 우수	< 11:40	< 10:12
우수	11:41~13:08	10:13~11:42
평균 이상	13:09~14:36	11:43~13:13
평균 이하	14:37~16:04	13:14~14:44
보통	16:05~17:31	14:45~16:23
낮음	> 17:32	> 16:24
18~30세의 고객 (분 : 초)		
백분율	Women	Men
90	11:45	11:08
75	12:49	11:42
50	13:15	12:38
25	14:12	13:38
10	15:03	14:37

[1Mile Work Test] Rockport 걷기 검사에 관한 기준표					
	연 령				
	20~29	30~39	40~49	50~59	60+
남성					
90 - 평균초과	51.4	50.4	48.2	45.3	42.5
80	48.2	46.8	44.1	41	38.1
70 - 평균이상	46.8	44.6	41.8	38.5	35.3
60	44.2	42.4	39.9	36.7	33.6
50 - 평균	42.5	41	38.1	35.2	31.8
40	41	38.9	36.7	33.8	30.2
30 - 평균이하	39.5	37.4	35.1	32.3	28.7
20	37.1	35.4	33	30.2	26.5
10 - 평균미달	34.5	32.5	30.9	28	23.1
90 - 평균초과	44.2	41	39.5	35.2	34.2
80	41	38.6	36.3	32.3	31.2
70 - 평균이상	38.1	36.7	33.8	30.9	29.4
60	36.7	34.6	32.3	29.4	27.2
50 - 평균	35.2	33.8	30.9	28.2	25.8
40	33.8	32.3	29.5	26.9	24.5
30 - 평균이하	32.3	30.5	28.3	25.5	23.8
20	30.6	28.7	26.5	24.3	22.8
10 - 평균미달	28.4	26.5	25.1	22.3	20.8

참고 : 1994 텍사스주 달라스 에어로빅 연구소가 제공한 데이터. (ACSM, 2000)

남자 체력기준표

단계 항목별		1단계 (매우약함)	2단계 (보통보다못함)	3단계 (보통)	4단계 (보통보다좋음)	5단계 (매우 좋음)
최대산소섭취량 (ml/kg/min)		29.4 이하	29.5~34.4	34.5~39.5	39.6~44.5	44.6 이상
악력 (kg)	R	36.9 이하	37.0~42.6	42.7~48.3	48.4~54.0	54.1 이상
	L	34.5 이하	34.6~40.4	40.5~46.3	46.4~52.2	52.3 이상
배근력(kg)		93.1 이하	93.2~119.1	119.2~145.2	145.3~171.2	171.3 이상
윗몸일으키기 (회/30초)		16 이하	17~20	21~24	25~29	30 이상
체 전 굴(cm)		21.5 이하	21.6~28.6	28.7~35.7	37.8~42.8	42.9 이상

여자 체력기준표

단계 항목별		1단계 (매우약함)	2단계 (보통보다못함)	3단계 (보통)	4단계 (보통보다좋음)	5단계 (매우 좋음)
최대산소섭취량 (ml/kg/min)		25.4 이하	25.5~30.4	30.5~35.5	35.6~40.5	40.6 이상
악력 (kg)	R	22.2 이하	22.3~26.9	27.0~31.6	31.7~36.3	36.4 이상
	L	21.0 이하	21.1~25.6	25.7~30.2	30.3~34.9	35.0 이상
배근력(kg)		32.3 이하	32.4~52.3	52.4~72.4	72.5~92.4	92.5 이상
윗몸일으키기 (회/30초)		7 이하	8~12	13~17	18~23	24 이상
체 전 굴(cm)		25.0 이하	25.1~33.2	33.3~41.5	41.6~49.7	49.8 이상

복부근력테스트 기준표

Angle(각도)	Rating(판정)
90	very poor, starting position(매우약함)
75	poor(약함)
60	below average(약간약함)
45	average(보통)
30	above average(약간높음)
15	good(높음)
0	excellent, legs horizontal(매우높음)

벽에 기대기 기준표

rating	남자(seconds)	여자(seconds)
excellent(매우좋음)	> 100	> 60
good(좋음)	75~100	45~60
average(보통)	50~75	35~45
below average(약간낮음)	25~50	20~35
very poor(매우낮음)	< 25	< 20

신체질량지수(BMI) 기준표(남자)(2011년도 국민체력실태조사, 체육과학연구원)

백분위	연령									
	19-24	25-29	30-34	35-39	40-44	45-49	50-54	55-59	60-64	65이상
95	18.1	18.5	19.8	19.8	20.5	20.2	20.6	19.6	20	19.5
90	19.3	19.8	20.9	20.9	21.4	21.1	21.6	20.7	21	20.5
85	20.1	20.7	21.7	21.6	22	21.8	22.2	21.4	21.6	21.2
80	20.7	21.3	22.3	22.2	22.5	22.3	22.7	21.9	22.1	21.7
75	21.3	21.9	22.8	22.7	22.9	22.7	23.1	22.4	22.6	22.2
70	21.8	22.5	23.3	23.1	23.3	23.1	23.5	22.8	23	22.6
65	22.2	23	23.7	23.6	23.6	23.4	23.9	23.2	23.3	22.9
60	22.7	23.4	24.1	23.9	23.9	23.7	24.2	23.6	23.7	23.3
55	23.1	23.9	24.5	24.3	24.3	24.1	24.5	24	24	23.6
50	23.5	24.4	24.9	24.7	24.6	24.4	24.8	24.3	24.4	24
45	23.9	24.8	25.3	25.1	24.9	24.7	25.2	24.7	24.7	24.3
40	24.3	25.3	25.7	25.5	25.2	25	25.5	25.1	25	24.7
35	24.8	25.7	26.1	25.8	25.5	25.3	25.8	25.5	25.4	25
30	25.2	26.2	26.6	26.3	25.9	25.7	26.2	25.9	25.7	25.4
25	25.7	26.8	27.1	26.7	26.3	26.1	26.6	26.3	26.1	25.8
20	26.3	27.4	27.6	27.2	26.7	26.5	27	26.8	26.6	26.2
15	26.9	28	28.2	27.8	27.2	27	27.5	27.3	27.1	26.8
10	27.7	28.9	29	28.5	27.8	27.6	28.1	28	27.8	27.4
5	28.9	30.2	30.1	29.6	28.7	28.5	29	29.1	28.7	28.4

신체질량지수(BMI) 기준표(여자)(2011년도 국민체력실태조사, 체육과학연구원)

백분위	연령									
	19-24	25-29	30-34	35-39	40-44	45-49	50-54	55-59	60-64	65이상
95	16.5	16.9	17.4	17.6	18.5	18.3	19.7	19.3	19.3	19.5
90	17.5	17.9	18.3	18.6	19.4	19.4	20.6	20.3	20.3	20.6
85	18.2	18.5	18.9	19.2	20.1	20.2	21.2	21	21	21.4
80	18.7	19	19.3	19.8	20.6	20.9	21.7	21.5	21.6	22
75	19.2	19.5	19.7	20.2	21	21.4	22.1	22	22.1	22.5
70	19.6	19.9	20.1	20.6	21.4	21.9	22.5	22.4	22.5	22.9
65	20	20.2	20.4	21	21.8	22.3	22.8	22.8	22.9	23.4
60	20.4	20.6	20.7	21.3	22.1	22.8	23.2	23.1	23.3	23.8
55	20.7	20.9	21	21.7	22.4	23.2	23.5	23.5	23.6	24.2
50	21.1	21.2	21.3	22	22.8	23.6	23.8	23.8	24	24.6
45	21.4	21.6	21.6	22.3	23.1	24	24.1	24.2	24.4	24.9
40	21.8	21.9	21.9	22.7	23.4	24.4	24.4	24.6	24.7	25.3
35	22.2	22.3	22.3	23	23.8	24.8	24.8	24.9	25.1	25.7
30	22.6	22.6	22.6	23.4	24.1	25.3	25.1	25.3	25.5	26.2
25	23	23	22.9	23.8	24.5	25.7	25.5	25.7	25.9	26.6
20	23.5	23.5	23.3	24.2	24.9	26.3	25.9	26.2	26.4	27.1
15	24	24	23.8	24.7	25.4	26.9	26.4	26.7	27	27.7
10	24.7	24.6	24.4	25.4	26.1	27.7	27	27.4	27.7	28.5
5	25.7	25.5	25.2	26.4	27	28.9	27.9	28.4	28.7	29.6

체지방률 기준표(남자)(2011년도 국민체력실태조사, 체육과학연구원)

백분위	연령									
	19-24	25-29	30-34	35-39	40-44	45-49	50-54	55-59	60-64	65이상
95	2.8	4.8	7	8.2	8	8.7	11	10.6	10.3	12.2
90	4.6	6.5	8.8	9.9	9.6	10.3	12.5	12.1	12	13.5
85	5.9	7.8	10.1	11.2	10.8	11.5	13.6	13.1	13.1	14.4
80	6.9	8.7	11	12.1	11.6	12.4	14.4	14	14	15.1
75	7.8	9.6	11.9	13	12.4	13.1	15.1	14.7	14.8	15.7
70	8.6	10.3	12.6	13.7	13.1	13.8	15.8	15.3	15.5	16.2
65	9.3	11	13.3	14.4	13.7	14.5	16.4	15.9	16.1	16.8
60	10	11.6	13.9	15	14.3	15.1	16.9	16.5	16.7	17.2
55	10.6	12.3	14.6	15.7	14.9	15.7	17.5	17	17.3	17.7
50	11.3	12.9	15.2	16.3	15.5	16.2	18	17.5	17.9	18.2
45	11.9	13.5	15.8	16.9	16	16.8	18.6	18.1	18.5	18.6
40	12.6	14.2	16.5	17.6	16.6	17.4	19.1	18.6	19.1	19.1
35	13.3	14.8	17.1	18.2	17.2	18	19.7	19.2	19.7	19.6
30	14	15.5	17.8	18.9	17.8	18.7	20.3	19.8	20.4	20.1
25	14.8	16.2	18.6	19.6	18.5	19.3	20.9	20.4	21.1	20.6
20	15.6	17.1	19.4	20.5	19.3	20.1	21.6	21.1	21.9	21.2
15	16.6	18	20.4	21.4	20.1	21	22.5	21.9	22.7	21.9
10	17.9	19.3	21.6	22.7	21.3	22.1	23.5	23	23.9	22.8
5	19.8	21.1	23.4	24.5	22.9	23.8	25.1	24.5	25.6	24.1

체지방률 기준표(여자)(2011년도 국민체력실태조사, 체육과학연구원)

백분위	연령									
	19-24	25-29	30-34	35-39	40-44	45-49	50-54	55-59	60-64	65이상
95	13.9	15.5	15.3	16.3	17.9	18.8	18.7	18.9	18.7	17.6
90	15.8	17.1	17.3	18.2	19.6	20.5	20.5	20.8	20.6	19.7
85	17.2	18.3	18.6	19.4	20.8	21.8	21.8	22.2	21.9	21.2
80	18.2	19.2	19.7	20.4	21.7	22.7	22.7	23.2	22.9	22.3
75	19.1	20	20.6	21.3	22.6	23.5	23.6	24.2	23.7	23.3
70	19.9	20.7	21.4	22	23.3	24.2	24.3	25	24.5	24.1
65	20.7	21.4	22.2	22.8	23.9	24.9	25	25.7	25.3	24.9
60	21.4	22	22.9	23.4	24.6	25.5	25.6	26.4	25.9	25.7
55	22.1	22.6	23.6	24.1	25.2	26.2	26.3	27.2	26.6	26.5
50	22.8	23.2	24.3	24.7	25.8	26.8	26.9	27.8	27.3	27.2
45	23.5	23.8	25	25.3	26.4	27.4	27.5	28.5	27.9	27.9
40	24.2	24.4	25.7	26	27	28	28.2	29.2	28.6	28.7
35	24.9	25	26.4	26.7	27.6	28.6	28.8	29.9	29.2	29.4
30	25.6	25.6	27.2	27.4	28.3	29.3	29.5	30.7	30	30.2
25	26.4	26.3	28	28.1	29	30	30.3	31.5	30.8	31.1
20	27.3	27.1	28.9	29	29.8	30.8	31.1	32.4	31.6	32.1
15	28.4	28	29.9	30	30.7	31.8	32	33.5	32.6	33.2
10	29.7	29.2	31.3	31.3	31.9	33	33.3	34.8	33.9	34.6
5	31.7	30.9	33.3	33.1	33.7	34.7	35.1	36.8	35.8	36.7

앉아윗몸앞으로굽히기 기준표(남자)(2011년도 국민체력실태조사, 체육과학연구원)

백분위	연령									
	19-24	25-29	30-34	35-39	40-44	45-49	50-54	55-59	60-64	65이상
95	30.3	27.8	24.7	24.4	22.3	21.4	22.2	21.7	20.2	21.8
90	26.8	24.6	21.6	21.3	19.3	18.7	19.5	18.7	17.2	18.2
85	24.3	22.4	19.5	19.1	17.3	16.7	17.7	16.5	15.1	15.6
80	22.5	20.7	17.9	17.4	15.7	15.3	16.2	14.9	13.6	13.7
75	20.8	19.2	16.4	16	14.4	14	15	13.4	12.2	12
70	19.3	17.9	15.1	14.6	13.1	12.8	13.8	12.2	10.9	10.5
65	18	16.7	13.9	13.4	12	11.8	12.8	11	9.8	9.1
60	16.7	15.5	12.8	12.3	10.9	10.8	11.8	9.8	8.7	7.8
55	15.4	14.4	11.7	11.1	9.9	9.8	10.8	8.7	7.6	6.5
50	14.2	13.3	10.6	10.1	8.9	8.8	9.9	7.7	6.6	5.2
45	13	12.2	9.6	9	7.8	7.9	8.9	6.6	5.6	4
40	11.7	11.1	8.5	7.8	6.8	6.9	8	5.5	4.5	2.7
35	10.5	9.9	7.3	6.7	5.7	5.9	7	4.4	3.4	1.3
30	9.1	8.7	6.1	5.5	4.6	4.8	5.9	3.2	2.3	-0.1
25	7.6	7.4	4.9	4.2	3.3	3.7	4.8	1.9	1.1	-1.6
20	6	5.9	3.4	2.7	2	2.4	3.5	0.4	-0.4	-3.3
15	4.1	4.2	1.8	1	0.4	0.9	2.1	-1.2	-1.9	-5.2
10	1.7	2	-0.4	-1.2	-1.6	-1	0.2	-3.3	-4	-7.7
5	-1.9	-1.1	-3.5	-4.3	-4.6	-3.8	-2.5	-6.4	-6.9	-11.3

앉아윗몸앞으로굽히기 기준표(여자)(2011년도 국민체력실태조사, 체육과학연구원)

백분위	연령									
	19-24	25-29	30-34	35-39	40-44	45-49	50-54	55-59	60-64	65이상
95	31.1	29.8	27.7	28.9	27.6	27.3	27.5	28.7	28.7	26.2
90	28.2	26.3	24.6	25.9	24.8	24.7	24.6	26	25.9	23.2
85	26.2	24	22.4	23.9	22.9	22.8	22.7	24.1	23.9	21.1
80	24.6	22.1	20.7	22.3	21.4	21.5	21.2	22.6	22.4	19.6
75	23.2	20.5	19.3	21	20.1	20.2	19.9	21.3	21.1	18.2
70	22	19.1	18	19.7	18.9	19.1	18.7	20.2	19.9	17
65	20.8	17.7	16.7	18.6	17.9	18.1	17.6	19.1	18.8	15.8
60	19.8	16.5	15.6	17.5	16.9	17.1	16.6	18.2	17.8	14.7
55	18.7	15.2	14.5	16.5	15.9	16.2	15.6	17.2	16.7	13.7
50	17.7	14.1	13.4	15.4	14.9	15.3	14.6	16.2	15.7	12.6
45	16.7	12.9	12.3	14.4	13.9	14.4	13.6	15.3	14.8	11.6
40	15.6	11.6	11.2	13.4	12.9	13.4	12.6	14.3	13.7	10.5
35	14.6	10.4	10	12.3	11.9	12.5	11.6	13.3	12.7	9.5
30	13.4	9	8.8	11.2	10.9	11.4	10.5	12.2	11.6	8.3
25	12.2	7.6	7.5	9.9	9.7	10.3	9.3	11.1	10.4	7.1
20	10.8	6	6.1	8.5	8.4	9.1	8	9.8	9.1	5.7
15	9.3	4.2	4.4	7	6.9	7.7	6.5	8.4	7.6	4.1
10	7.2	1.8	2.2	4.9	5	5.9	4.6	6.5	5.6	2.1
5	4.3	-1.7	-0.9	2	2.2	3.2	1.8	3.7	2.7	-0.9

윗몸일으키기 기준표(남자)(2011년도 국민체력실태조사, 체육과학연구원)

백분위	연령									
	19-24	25-29	30-34	35-39	40-44	45-49	50-54	55-59	60-64	65이상
95	74	70	60	57	57	49	45	41	39	29
90	69	65	55	54	53	45	41	38	35	26
85	65	61	52	51	50	42	38	36	32	23
80	63	58	50	49	48	40	36	34	30	21
75	60	56	48	47	46	38	35	32	28	19
70	58	54	46	45	44	36	33	31	26	18
65	56	52	45	44	42	34	32	29	25	16
60	54	50	43	42	41	33	30	28	23	15
55	52	48	42	41	39	31	29	27	22	13
50	50	46	40	40	37	30	28	25	21	12
45	49	44	39	38	36	28	26	24	19	11
40	47	43	37	37	34	27	25	23	18	9
35	45	41	36	35	33	25	24	22	16	8
30	43	39	34	34	31	23	22	20	15	7
25	41	36	32	32	29	22	21	19	13	5
20	38	34	30	30	27	20	19	17	11	3
15	35	31	28	28	25	17	17	15	9	1
10	32	28	25	26	22	14	14	13	7	0
5	27	23	21	22	18	10	11	9	3	0

윗몸일으키기 기준표(여자)(2011년도 국민체력실태조사, 체육과학연구원)

백분위	연령									
	19-24	25-29	30-34	35-39	40-44	45-49	50-54	55-59	60-64	65이상
95	62	52	43	44	39	37	34	27	25	15
90	56	47	39	40	35	33	30	23	21	12
85	52	43	37	37	32	30	27	20	19	11
80	49	41	35	35	30	28	25	18	17	9
75	46	38	33	33	28	27	23	17	15	8
70	44	36	31	31	27	25	21	15	14	7
65	42	34	29	29	25	24	19	14	12	6
60	39	33	28	28	24	22	18	12	11	5
55	37	31	27	26	22	21	16	11	10	5
50	35	29	25	25	21	19	15	9	9	4
45	33	28	24	23	19	18	13	8	8	3
40	31	26	23	22	18	17	12	7	6	2
35	29	24	21	20	17	15	10	5	5	1
30	27	22	20	19	15	14	9	4	4	0
25	24	20	18	17	13	12	7	2	2	0
20	22	18	16	15	12	11	5	0	1	0
15	19	15	14	13	9	9	3	0	0	0
10	14	12	11	10	7	6	0	0	0	0
5	9	7	7	6	3	2	0	0	0	0

악력 기준표(남자)(2011년도 국민체력실태조사, 체육과학연구원)

백분위	연령									
	19-24	25-29	30-34	35-39	40-44	45-49	50-54	55-59	60-64	65이상
95	55.5	55.5	54.3	54.6	53.4	51.3	50.3	48.7	45.7	41.9
90	52.8	53	52	52.4	50.9	48.9	48.1	46.5	43.5	39.5
85	50.9	51.3	50.3	50.8	49.1	47.3	46.5	44.9	42	37.9
80	49.5	50	49.1	49.6	47.8	46	45.4	43.7	40.9	36.6
75	48.2	48.8	47.9	48.6	46.7	44.9	44.3	42.7	39.9	35.5
70	47.1	47.8	47	47.6	45.6	43.9	43.4	41.8	38.9	34.5
65	46.1	46.8	46	46.8	44.6	43	42.5	40.9	38.1	33.6
60	45.1	45.9	45.2	46	43.7	42.1	41.7	40.1	37.3	32.7
55	44.1	45	44.3	45.1	42.8	41.3	40.9	39.3	36.5	31.9
50	43.2	44.1	43.5	44.4	42	40.5	40.2	38.5	35.8	31
45	42.2	43.3	42.7	43.6	41.1	39.6	39.4	37.7	35	30.2
40	41.3	42.4	41.8	42.8	40.2	38.8	38.6	36.9	34.2	29.4
35	40.3	41.5	41	42	39.3	37.9	37.8	36.1	33.4	28.5
30	39.2	40.5	40	41.1	38.4	37	36.9	35.3	32.6	27.6
25	38.1	39.5	39.1	40.2	37.3	36	36	34.3	31.7	26.6
20	36.8	38.3	37.9	39.1	36.1	34.9	35	33.3	30.7	25.5
15	35.4	37	36.7	37.9	34.8	33.7	33.8	32.1	29.5	24.2
10	33.5	35.2	35	36.3	33.1	32	32.3	30.6	28	22.6
5	30.8	32.7	32.7	34.1	30.6	29.7	30.1	28.4	25.8	20.2

악력 기준표(여자)(2011년도 국민체력실태조사, 체육과학연구원)

백분위	연령									
	19-24	25-29	30-34	35-39	40-44	45-49	50-54	55-59	60-64	65이상
95	34.8	33.1	32	32.2	33.1	32.1	33.4	30.4	29.5	28.6
90	32.8	31.3	30.3	30.7	31.3	30.5	31.7	28.8	28.1	26.8
85	31.4	30	29.2	29.7	30.1	29.4	30.5	27.7	27	25.6
80	30.4	29.1	28.3	28.9	29.1	28.6	29.5	26.9	26.2	24.6
75	29.4	28.2	27.6	28.2	28.2	27.8	28.7	26.2	25.5	23.8
70	28.6	27.4	26.9	27.6	27.5	27.2	28	25.5	24.9	23
65	27.8	26.7	26.2	27	26.8	26.5	27.3	24.9	24.3	22.3
60	27.1	26.1	25.6	26.5	26.1	26	26.7	24.3	23.8	21.6
55	26.4	25.4	25	26	25.5	25.4	26	23.8	23.3	21
50	25.7	24.8	24.5	25.5	24.8	24.8	25.4	23.2	22.7	20.4
45	25	24.2	23.9	24.9	24.2	24.3	24.8	22.7	22.2	19.7
40	24.3	23.5	23.3	24.4	23.5	23.7	24.2	22.1	21.7	19.1
35	23.6	22.9	22.7	23.9	22.9	23.1	23.6	21.5	21.1	18.4
30	22.8	22.2	22.1	23.3	22.2	22.5	22.9	20.9	20.6	17.7
25	22	21.4	21.4	22.7	21.4	21.8	22.2	20.3	19.9	16.9
20	21	20.5	20.6	22	20.6	21.1	21.3	19.5	19.2	16.1
15	20	19.6	19.8	21.2	19.6	20.2	20.4	18.7	18.5	15.1
10	18.6	18.3	18.6	20.2	18.3	19.1	19.2	17.6	17.4	13.9
5	16.6	16.5	17	18.7	16.5	17.5	17.5	16	15.9	12.1

건강체력평가지

구분	점수				
	아주나쁨 5~20%	나쁨 25~40%	보통 45~60%	좋음 65~80%	아주좋음 85~95%
근력					
근지구력					
심폐지구력					
유연성					
신체조성					
합계					

건강체력요소 평가

강점 :

약점 :

체력요소 중 보완할 부분

체력적 요소 :

심리적 요소 :

체형적 요소 :

운동 목표 설정

스포츠를 통한 건강생활

지은이 고영호, 윤정수, 김재철, 박대령, 김정석, 하태균, 강윤석, 최도열
펴낸이 서거석
펴낸곳 전북대학교 출판문화원

초판 1쇄 인쇄 2014년 2월 24일
초판 1쇄 발행 2014년 2월 28일

전북대학교 출판문화원
주 소 전라북도 전주시 완산구 어진길 32 (풍남동2가)
내용문의 (063) 219-5321~2
구입문의 (063) 219-5321~2
팩 스 (063) 219-5323
출판등록 2012년 8월 20일 제465-2012-000021호

값 15,000원

ISBN 978-89-98534-14-1 93690

이 도서의 국립중앙도서관 출판시도서목록(CIP)은 서지정보유통지원시스템 홈페이지(http://seoji.nl.go.kr)와 국가자료공동목록시스템(http://www.nl.go.kr/kolisnet)에서 이용하실 수 있습니다.(CIP제어번호 : CIP2014005900)